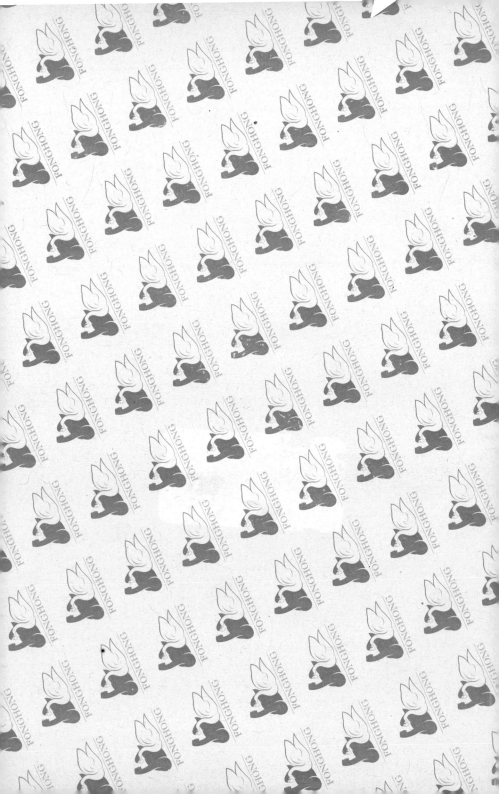

[意大利] 芭芭拉·加拉沃蒂 —— 著

姚轶苒 —— 译

大瘟疫与人类之战

关于病菌你应该知道的一切

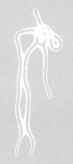

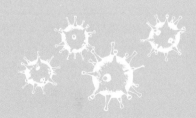

Barbara Gallavotti
Le grandi epidemie

Come difendersi. Tutto quello che dovreste sapere sui microbi

天津出版传媒集团
天津科学技术出版社

著作权合同登记号：图字02-2021-042号

图书在版编目（CIP）数据

大瘟疫与人类之战：关于病菌你应该知道的一切 /
(意) 芭芭拉·加拉沃蒂著；姚轶苒译. -- 天津：天津
科学技术出版社, 2021.11

书名原文: Le grandi epidemie

ISBN 978-7-5576-9448-7

Ⅰ.①大… Ⅱ.①芭… ②姚… Ⅲ.①传染病防治—
普及读物 Ⅳ.①R183-49

中国版本图书馆CIP数据核字(2021)第123234号

大瘟疫与人类之战：关于病菌你应该知道的一切

DAWENYI YU RENLEI ZHIZHAN GUANYU BINGJUN NI
YINGGAI ZHIDAO DE YIQIE

责任编辑：孟祥刚

责任印制：兰　毅

出版统筹：孙小野

出　　版：天津出版传媒集团
　　　　　天津科学技术出版社

地　　址：天津市西康路35号

邮　　编：300051

电　　话：（022）23332490

网　　址：www.tjkjcbs.com.cn

发　　行：新华书店经销

印　　刷：河北鹏润印刷有限公司

开本 880×1230　1/32　印张 7.25　字数 100 000

2021年11月第1版第1次印刷

定价：48.00元

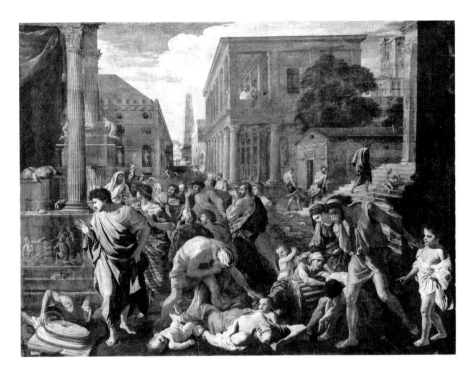

［法］尼古拉斯·普桑《阿什杜德的瘟疫》，巴黎卢浮宫藏，1630 年。描绘了《旧约·撒母耳记（上）》中的故事。上帝因非利士人偷走约柜而降下可怕的瘟疫。

《弗里吉亚瘟疫》，意大利画家马尔坎托尼奥·雷梦迪在拉斐尔绘画作品的基础上雕刻的作品。画面中动物与人横死街头，一片悲惨景象。瘟疫面前，众生平等。

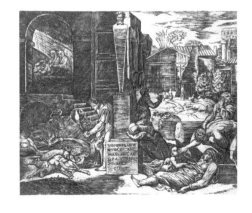

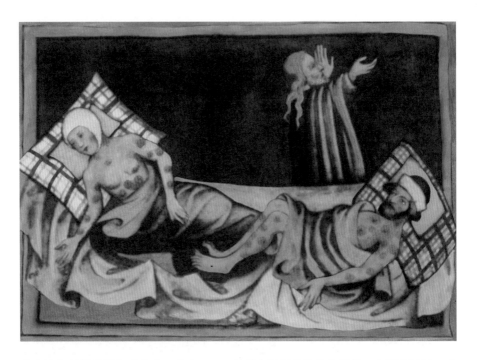

患有流行性淋巴腺鼠疫的人。出自 1411 年瑞士托根堡的德文圣经。在那个时候，感染上黑死病，等待病人的结局只有痛苦地死去。

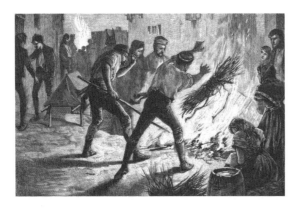

在西班牙格拉纳达的霍乱时期（约 1850 年），人们会点燃木柴，用火来为空气消毒。

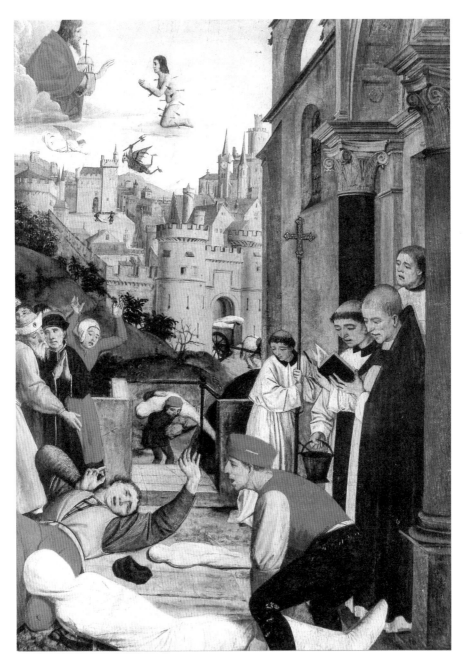

若斯·列菲林西《圣塞巴斯蒂安代瘟疫灾区向神祈祷》，美国巴尔的摩市沃尔特斯艺术博物馆藏，1497—1499年，描绘了7世纪帕维亚瘟疫的场景。

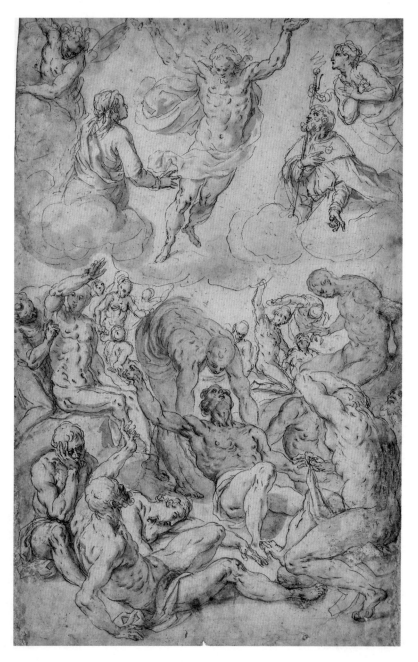

［意大利］桑特·佩兰达《圣罗什和圣母马利亚代表鼠疫受害者向基督祈祷》。在那个年代，面对瘟疫带来的灾难，束手无策的人们只好寻求神明的庇护。

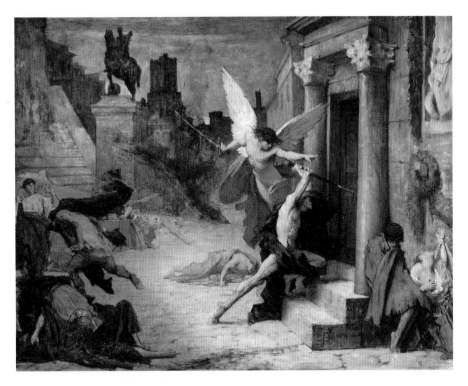

［法］居勒·埃里·德洛内《被瘟疫侵袭的罗马城》，巴黎奥赛美术馆藏，约 1869 年。因为当时人们不能确定瘟疫的源头，所以只能将灾难的发生归结为上帝惩罚的结果。

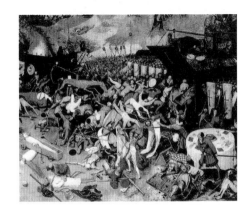

［荷兰］彼得·勃鲁盖尔《死神的胜利》，马德里普拉多博物馆藏，1562 年。这幅作品描绘了黑死病笼罩下哀鸿遍野的画面，宛如死神降临。

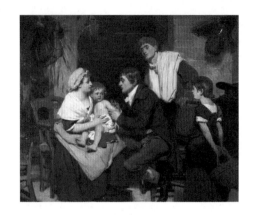

［法］尤金·欧内斯特·希勒马赫《爱德华·詹纳为小男孩打疫苗》，伦敦惠康博物馆藏，1884 年。实践证明，疫苗对传染病的防御具有良好效果，而疫苗从出现到被人们接受，用了很长时间，也经历了很多艰难曲折。

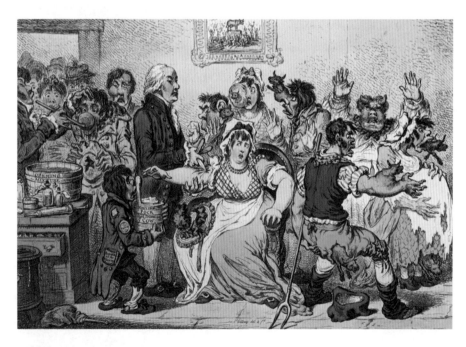

表现天花疫苗接种场景的讽刺漫画，1802 年。从夸张的画面中，可以看出当时人们对疫苗抱有深深的恐惧和误解。

献给我的父母

写在前面

　　人类的整个历史一直是在与引起传染病的微生物的长期斗争之中。这场战役，我们仅凭进化提供的工具就战斗了数万年。但总体而言，我们正在失去这种武器。微生物的进化比我们快得多。因而从历史来看，传染病多次占据上风并大开杀戒。

　　不过，进化赋予了我们微生物所不具备的东西：智力。凭借这一点，在最近的几十年中我们研发了能够保护自己的武器，让自己不再像祖先一样受到传染病的侵害。其中最主要的就是疫苗和抗生素。但时至今日，由于选择不使用或是采取不恰当的使用，这些特殊的防御武器可能会失效。

　　从麻疹到脊髓灰质炎，从鼠疫到艾滋病，作者回顾了人类与可怕疾病斗争的漫漫长路。从台前讲到幕后，揭露最深植于人心的偏见。毕竟，对于医学研究的信任主要通过了解其运行机制和我们迷你"敌人"的行为来获取。这些知识能避免事实数据发展为有可能真正危害我们生命的意识形态冲突。芭芭拉·加拉沃蒂的这本书解释了我们所面临的风险以及如何规避这些风险。因为我们真正需要担心的依然是疾病,而不是医学研究的进步。

推荐序

这本书讲述了两个世界的故事：我们人类的世界和那个看不见的微生物的世界。两个不同的世界，居住着全然不同的生命形态，并进行着彼此间无休无止的战争。

这些微小的生物能够杀死数量比世界上任何一支军队都要多的人，受害者不计其数。

仔细想来，它们还与我们有着亲缘关系。它们是我们最遥远的先祖。假如将我们的祖先依次排列，追溯到约 40 亿年前，就排到了它们：细菌。细菌首先到达地球，也很可能会是最后离开的。

从我们的体内到体外，它们随处可见：在皮肤上，在我们最私密的部位、鼻子里、嘴巴里、肠道、血液、肌肉中……无所不在。我们拥有的细菌甚至比细胞还多！

不过在进化的过程中，也出现了无数如今生活在我们体内的其他微生物，比如真菌、霉菌，尤其是那些介于生命体与非生命体之间的、致命的中间形态有机物种，即病毒。为了复制，病毒会渗入细胞内部，破坏它们，攻击我们的身体，其结果有时是致命的。

当然，由于免疫系统的存在，我们对这些攻击都会做出反应，展开肉眼看不见的史诗级战斗。要了解这场永恒战斗的规模，只需想一想细菌的大小只有千分之一毫米！而病毒则比细菌还要小……

令人惊讶的是，科学家们竟然成功掌握了这个隐藏世界中发生的一切，并进行干预，以帮助免疫系统抵抗诱发诸多感染和疾病的微生物。

这是一场多线战争，因为敌人数量众多且各有差异。细菌在自然界中甚至有自己的王国，这就是它们多样性的表现！

正如我们所说，有些细菌是我们的朋友，例如肠道中帮助消化的有益菌；而另一些则很危险，是大屠杀真正的罪魁祸首。

芭芭拉·加拉沃蒂的书向我们介绍了人类千百年来经历过的大规模传染病疫情，并解释了为什么我们一旦放松警惕，始终潜伏着的病毒和细菌就随时会袭击我们。

过去的数据令人印象深刻：亿万人因此死去。历史上一连串的疫情横扫了全人类。

本书讲述了在人类无所防备时，世界各地面对灾难所发生的悲剧，也讲解了科学研究最终是如何找到应对战争的有效武器的，特别是疫苗和抗生素。这是一个伟大的转折点，首次为许多疾病提供了强大的保护盾。但也要意识到，病毒与细菌有着极强的能力发展出耐药菌株，通过繁殖降低（甚至完全消除）治疗效果。因此，研究人员与病原体之间，关于耐药性与新药物的竞争日趋白热化。

这本书读起来像一部小说，正是因为它讲述了人类史上发生的许多悲剧，带我们重温了一些为人类摆脱可怕的传染病做出重大贡献的科学家的故事。

这也是一本具有启发性和现实意义的读物，因为我们正生活在一个流动性极高的世界，并且会习惯性地认为一些疾病已经得到根除——这将给我们带来新的传染风险。

同时本书也为学龄儿童的疫苗接种提供了指导。关于疫苗的许多担忧和假新闻通过网络广泛散播，本书则运用大量实例展示了不接受疫苗接种在过去和现在所带来的风险。

这是献给所有人的极有价值的备忘录，尤其对于那些对"反疫苗"深信不疑的家长。他们真诚地认为自己在为孩子提供保护，殊不知实际上却让孩子暴露在疾病和传染病的阴霾之中。

皮耶罗·安杰拉

自序

你们可曾想过，人类历史上造成最多受害者的事件，其原因是什么，自然灾害，饥荒，或是战争？是的，这些事件都是悲惨的。但要找到头号敌人，得把重点放在肉眼看不见的东西上：病原体，即造成传染病的微生物。

几千年来，流行病对手无寸铁的人们大肆屠杀，用古老的故事装点着漫漫哀悼之路。

公元前 430 年，雅典帝国为了希腊的最高权力向对手斯巴达发起挑战。雅典战略家伯里克利的军事计划遭遇惨败：斯巴达军队挫败了他们的战术，将雅典围困。可最危险的敌人不在墙外，恰恰是在城内：城市内部，毁灭性的瘟疫病菌正在筑巢。历史学家修昔底德告诉我们发生了什么：

疾病最可怕的一面，是一个人得病时所产生的沮丧（一旦产生绝望的想法，他会因为患病而让这种想法愈加滋长，直到心理防线被击溃，从而放弃抵抗），以及为了治愈疾病导致互相传染，人们如羊群般一个接一个死去的事实；这构成了大面积死亡……而人类，面对暴力的摧残却不知所措，便不再信奉神明（《伯罗奔尼撒战争史》第二卷，51—52，F. 法拉利译，米兰布尔出版社，1994，345—347 页）。

随着那个时代许多普通而潦草的墓葬被发现，疾病的蔓延得到了证实。然而，无论是修昔底德的叙述还是墓葬遗骸，都不能帮助我们锁定可怕的生物杀手。研究人员猜测疫情可能是天花、斑疹伤寒、伤寒、鼠疫，甚至与如今的埃博拉近似的出血热。我们所能知道的是，这次疫情中也许有 10 万多人失去生命，超过雅典总人口的三分之一。这个数字令人印象深刻，远远超出了战争本身造成的死亡人数。

数十个世纪过去了，细菌、病毒和其他病原体的杀伤力始终强于斯巴达。在美洲新大陆刚被发现时，原住民突然暴露于欧洲人带来的微生物威胁之下。他们的免疫系统从未接触过这类传染，于是对它们所造成的疾病毫无防备。流感、麻疹、天花、伤寒和霍乱灭绝了美洲印第安人。

这种宿命也曾在居住在加勒比地区的泰诺人身上上演。据估计，在克里斯托弗·哥伦布登陆时，仅在今天的古巴，登陆的人数就达到了数万之众，甚至有可能更多。仅仅六年时间，幸存者锐减至不足 500 人。欧洲人确实采用了极端暴力的手段，犯下无数杀人罪行，但如此迅速的人口骤减很大程度上是由于新出现的疾病，尤其是天花：这种传染病让西班牙人轻易地在强大而组织严密的阿兹特克帝国那里占得上风。

不过，微生物的传播从来都不是单行线。如果说征服者将当时尚属未知的疾病带入了美洲，所有研究都表明他们也将性传播疾病带回了欧洲大陆，并使疾病在旧大陆以特别致命的方式暴发。那就是梅毒。在发现新大陆仅三年之后的 1495 年，那不勒斯出现了第一次重大梅毒疫情。疾病随后迅速传播到整个欧洲，一些统计认为，在接下来的几年中受害者人数达到了约 500 万。随后的几个世纪，梅毒仍在欧洲游荡杀戮，知名人士同样不可幸免，例如军官切萨雷·波吉亚，教皇亚历山大六世的儿子，剧作家威廉·莎士比亚和哲学家弗里德里希·尼采。玛塔·哈丽似乎是从丈夫那里感染了

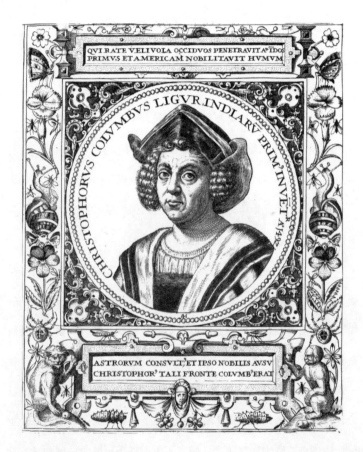

克里斯托弗·哥伦布

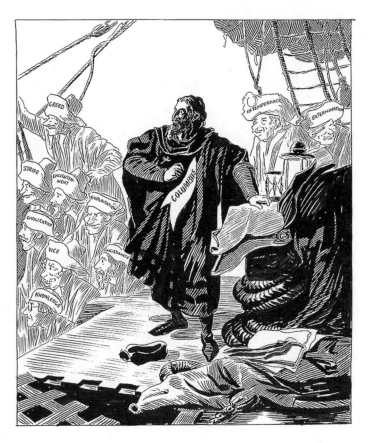

美洲的发现，在一定程度上扩大了瘟疫的传播范围。

病毒，之后又在生育两个儿子时传染给了他们，也许还在她作为舞蹈家和特工的传奇第二人生中传给了其他一些人。虽然有该国顶级梅毒专家之一约瑟夫·厄尔·摩尔为其治疗，但美国著名黑帮大佬在躲过了痴呆后，还是于48岁那年被这致命疾病执行了死刑。

　　数个世纪匆匆而过，一切却没有发生太大的变化。在雅典瘟疫暴发约2400年后，欧洲又发生了有史以来最血腥的冲突：第一次世界大战。军队装备了步枪、刺刀、机关枪和飞机，甚至第一次使用了化学武器——可杀死数千人的凶残气体。德军还拥有巴黎炮，能在130千米外轰击敌国都城。但这些在微生物传染面前都显得苍白无力。战争进行了四年后，在恶劣卫生条件的助推下，装备精良的军团遭到了史上最具破坏力的传染病——西班牙流感的袭击。据估计，这次疫情在1918—1919年间造成全世界5000万～1亿人死亡。整个20世纪，在其于1980年被完全消灭之前，天花的受害者在3亿～5亿之间，这个数量几乎是整个世纪所有流血冲突中遇难者人数总和的三倍。

　　时至今日，疫病还在屠杀人类。从1981年起，艾滋病已经感染了超过7700万人，并导致其中一半人死亡。每年疟疾的受害者同样成千上万。

尽管如此，在西方世界，传染病基本上不再令人恐惧。我们也许是历史上第一代不担心传染的人。确实，现在头号杀手已不再是传染病，而是心血管疾病，其每年在全世界造成的死亡人数约为1800万。

这个划时代的转变归功于现代医学，尤其是两大药物的发明：能够预防疾病的疫苗和能够抵抗主要细菌感染的抗生素。正是这两大非凡的发明，人类智慧和技术的结晶，暂时将迄今为止始终以赢家姿态存在的微生物逼进了角落。

可近年来，我们一直在采取行动，放弃我们现有的最好防御措施或是使之失效。这就像经历了几代人辛苦勤恳的耕耘，在终于能够收获食物、摆脱饥饿的时刻，我们却决定将它们付之一炬。一些人不接受疫苗接种的决定和一些人对抗生素的滥用，将会使它们面临失效的风险。

人类依然面临着传染病的威胁，它们或是卷土重来的老对手，或是实际上一直潜伏在我们周围，还有一些则是"无形世界"在不断生产的新的致命传染源。写这本书的初衷正是要把这些敌人介绍给大家。我们将观察微生物过去的成就，理解它们在今天可能会引发什么问题。我们也会讲述疫苗和抗生素的医病原理，可能造成哪些副作用以及研究人员是如何"创造"它们的。

因为，我们也许忘记了传染源的存在，但在世界各地的实验室里，研究员们一直在对它们进行监控，并试图使它们变得无害；因为，与军队不同的是，微生物不会签署停战协议或是投降书，与它们的战斗永远是不死不休的。虽然我们似乎暂时处于有利位置，能够随时注意敌军的行动，但敌人援军的到来或是遥远山谷中未知部队的突袭始终就在拐角处。

目录

LE GRANDI
E
PI
DE
MIE

LE
GRANDI
E
PI
DE
MIE

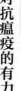

科学

对抗瘟疫的有力武器

LE
GRANDI
E
PI
DE
MIE

科学，尤其是现代医学，其优点不胜枚举：它们带来技术革新，制造药物帮助我们活得更久、更健康，并且满足了我们想要了解人体运行原理的好奇心。

但它们也有一个缺点，更准确地说，是会制造严重问题的缺点：科学和医学让我们忽略了一个没有它们的世界，以至于无法理解它们的重要性。这样的群体性健忘在面对传染病时愈为明显：在它们强势的守护下，人们已经失去对疾病惊人传播力的感知。也就是说，我们正在构建一个想象中的人与病原微生物和谐共处的过去。然而在现实中，这个过去从未存在。

不久前的一件小事，揭示了目前我们与传染病的关系。

有人在脸书（Facebook）上提出一个问题："有没有人可

以解释一下，为什么麻疹在过去是无害的，如今却说它很危险？"我援引古病理学家弗朗切斯科·玛利亚·加拉西收集的数据回答了这个问题，我也曾在电视节目《超级夸克》中提到过一部分。这些数据表明，麻疹在过去绝不是无害的。1970年，该病毒感染了全球共计1亿3000万人，其中800万人死亡。而在意大利，在1976年大规模的疫苗接种开始之前，每年的感染人数在10万～18万之间，平均每年有200多个婴幼儿因此死亡。看到我的答复，提问者称她所知道的情况有所不同，这可以用儿科医生的话来证明，该医生曾建议她儿子不用接种疫苗，如今他已40岁，身体无恙。自然，对我之后提出的异议，这位女士气愤地指责我自以为是。

这场争论可以让我们了解到，关于疾病史的许多事情，我们正处在"修正主义"阶段。另外，什么人是"自以为是"的，是引用科学数据的人，还是认为自己的个人经验具备普遍性并且比许多人的研究更有价值的人？仅仅几十年前，我们还不会有这样的问题。那时，每个人都能列出一张自己认识或者间接知晓的疾病死难者名单，而他们的死亡在今天是可以通过疫苗来避免的。实际上，个人经验与科学数据本应相吻合。幸好，现在情况发生了变化，因此有必要说明一下流行病学的运行机制，以及为什么在这一领域"单燕不成春[1]"。

流行病学是一门迷人又复杂的学问。它研究一种疾病如何在人群中传播，哪些因素有利于它的传播，它会产生哪些效果，以及人们生活条件的变化如何对这些效果产生影响。所谓生活条件可以是人们的饮食，或者气候，甚至是可能成为病毒的宿主和传染源的动物的存在。完成所有上述任务的起点只有一个：数数。

如今使用这种方式是顺理成章的（即便很遗憾并不是所有人都这么想），但就如其他许多学科一样，流行病学还是一门相当年轻的学科。我们可以确定它诞生于 19 世纪的伦敦。那是 1854 年，世界正开始向我们所熟悉的模样演变。第二次工

---

[1] 意大利谚语，意思是独立的线索是无法得出结论的。——译者注

业革命蓄势待发，而第一次工业革命的大幕也才刚刚落下。那一年，威廉·威尔金森为混凝土注册了专利，尤金尼奥·巴尔桑蒂与费里切·马特乌齐也正式在伦敦注册了第一台内燃机。很快，第一届万国博览会就要召开，而维多利亚女王坐在日不落帝国的王座之上已有数年。从伦敦出发，人们可以乘坐最早的火车前往威尔士。离电灯点亮各大城市的夜晚也只差短短数十年。

不过，居住在人满为患、肮脏破烂、臭气熏天的贫民窟中，人们几乎不可能感知到这近在咫尺的现代化进程。在那里，孩子们的身体因为佝偻病而扭曲。这是一种因缺乏维生素 D 所引起的疾病，主要是由于阳光照射不足引起的。苏豪区，屠宰场和皮革厂聚集于此，产生的动物废料被胡乱丢弃。污水汇集于地窖下方挖出的井中，用木板勉强遮盖。一旦污水溢出，则会被直接排入泰晤士河。状况危如累卵，但还可以更糟：8 月 31 日，苏豪宽街（如今被称为布劳德维克街）暴发了可怕的霍乱疫情。三天之内该街区及附近地区共有 127 人因病

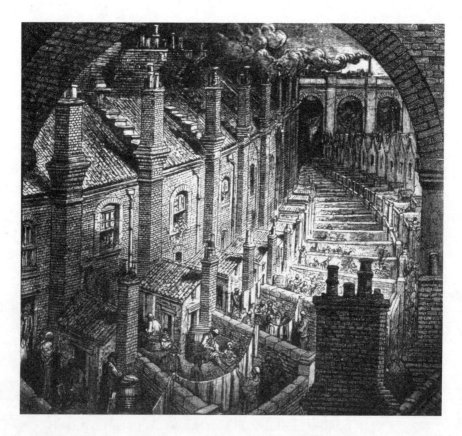

人满为患的贫民窟，卫生极差，为瘟疫的蔓延创造了有利条件。

死亡。十天后死亡人数上升到 500 人，三分之二的居民仓皇离家。最终遇害者的人数定格在 616 人。

当许多人根据可上溯至古希腊的古老医学理论，将悲剧归咎于可能污染空气的"瘴气"时，一个名叫约翰·斯诺的医生却开始了数数。他计算了被感染的人数，并把他们每个人的确切住所用圆点标记在伦敦地图上。真相跃然纸上。

约翰·斯诺在致《公报·医学时刻》专栏编辑的信中说：

> 我发现，所有死亡的病例都出现在水泵的附近。仅有十例居住在另一个水泵的周围，其中有五人的家属告诉我，他们总是去宽街的水泵处取水，因为他们觉得那里的水比自家附近的更好。而这十例中另有三名死者是在宽街水泵附近学校上学的孩子……

　　总之，数据将疫病与一处特定水井中的水联系到了一起，并且这种联系越来越紧密。例如，人们惊奇地发现该地区一家啤酒厂内竟无一人感染，随后得知工人们从不喝那口问题水井中的水，而是只喝工厂分配的啤酒。今天我们可以说，斯诺完成了历史上最早的传染病调查之一。他的提醒使人们紧急封闭了被污染的水井，并得出结论：霍乱正是通过被污染的水源传播，而不是因为呼吸了神秘且从未得到证实的所谓"瘴气"。

　　但更重要的是，斯诺的研究是一个杰出的案例，证明科学的方法可以揭示极为强大的事实，使人抛弃根植于集体想象中的信念，譬如是有害的空气传播了疾病。它也证明，如果不精确列举感染者，将其与住所联系起来，寻找这些因素与疾病的传播之间的关系，那么这些现象也不会被人关注到。如果斯诺不够耐心和执着，不使用这个方法，那么他全部的天赋也不足以提示他水井与病源之间的联系。此外，这一个如此拥挤的社区，人人均有接触，却无人知晓疾病如何传播，要在连接所有病人的纷乱线索里找出关键所在是极为艰难的。

现在，流行病学会利用更完善的知识，同时，遗传学和以传染物的生存和传播条件为基础的生物学知识也为流行病学研究者提供了非常有用的信息。不过，具备高水平的统计调查能力依然是至关重要的。由于统计学的天性，得出的结果具有一定的误差范围。比如当我抛出一枚硬币，得到正、反面的概率应该各占一半。但如果我真的去做这个实验，有可能连续四次得到正面的结果。假如想趋近于统计上的可预测结论，必须完成大数量的尝试。如果抛出 100 次，得到正面的次数也许接近一半，即可能是 51 次正面和 49 次反面。这是否意味着统计预测是错误的呢？并不是。只不过我尝试的次数越少，预测的误差就越大。因此，当样本数据足够大的时候，统计就会更有效。任何情况下，误差范围都很容易通过数学方法算出，所以要想得出一定需求下相对准确的结论，有可能是需要确定抛出硬币的次数的。

LE
GRANDI
E
PI
DE
MIE

疫苗
保护性远大于伤害性

LE
GRANDI
E
PI
DE
MIE

数千年来，人类在与传染病的战争中基本上是摸黑前行，甚至不知道引起传染病的微生物的存在。是啊，他们怎么会相信存在一种完全看不见的东西呢？尽管如此，我们的祖先应该很早就注意到，有些疾病在人的一生中只会感染一次，那些足够幸运存活下来的人，将得到永久的保护。我们在"雅典大瘟疫"故事里谈到的修昔底德，他曾在自己的著述（《伯罗奔尼撒战争史》第二卷 51.6）中说道，恶疾不会在同一个人身上出现两次，即便真的再次染病也不会致死。这给了幸存者一种虚幻的希望，似乎在未来他们可以对所有疾病免疫。这种想法与对生的强烈眷恋相结合，便催生了所谓的"人痘接种术"。该做法在亚洲的起源是一种为预防天花的破坏性伤害而进行的极端尝试，初期实践尚无定论：有人认为可追溯至印度的古医书，而更明确的记录则出现在公元 10 世纪后中国的文学作品中，直到《医宗金鉴》详细说明了四种进行接种的方法。中国医生所采取的方式之一是将从天花感染者的脓包里提取的物质进行干燥处理，再由健康人吸入。在理想情况下，接受治疗的人会出现轻微症状，从而规避将来成为重症感染者的风险。遗憾的是，他们中的大部分最终病重身亡。这证明，此种方法不过是为使人体产生免疫所进行的冒险。

　　即便如此，由于没有其他选择，在程序大同小异的情况下，人痘接种法被使用了大约 1000 年。比如在印度，人们会睡在感染者身边，或是穿上他的衣服。而在非洲和近东地区则是在想要获得免疫的人的皮肤上割开小口，把病人脓包的提取物涂到伤口上。

　　欧洲最初并不这么做，直到出现一位特殊人物：社交名媛、聪慧美丽的英国贵族玛丽·沃特利·蒙塔古夫人。1715 年，她患上了天花，两年前正是这种疾病夺走了她兄弟的生命。玛丽得以幸存，但脸上留下了疤痕。不过，她是不会屈服于逆境的。

两年后她随丈夫出使奥斯曼帝国，来到君士坦丁堡。她在这里爱上了土耳其风俗，成为当地贵族聚会的常客，并因此得知了人痘接种术。由于自己身受其害，她毫不犹豫地对儿子进行了接种。此后1721年在英国，她的女儿也在皇家学会成员的见证下接受了接种。随后人痘接种术便流行开来，尤其是在上流社会中。乔治·华盛顿的一位将军也在军中鼓励施行此种方法。

但是，许多医生对此仍持怀疑态度，因为其客观存在的危险性使许多人不幸罹难，包括英国国王乔治三世的儿子。也难怪，这种方法来自被欧洲人认为低自己一等的东方，推广者又是一位不具备医学知识的贵族妇人。这些都是它不被医学界认可的原因。所以即便蒙塔古夫人将其引入，在18世纪的欧洲依然有约4000万人死于天花，其中就有奥地利皇帝约瑟夫一世、西班牙国王路易一世和法国国王路易十五。后者的故事颇具代表性。路易十五在幼年感染了那个年代被称为"小天花"的水痘。但医生并没有正确识别这种疾病，却认为这就是天花，所以认为小皇帝已经获得了免疫。以此为据，他们没有对他施行人痘接种术。约45年后，真正的杀手潜入，终结了皇帝的生命。

终于在那个世纪末，与天花的斗争迎来了转折点。成就如此划时代事件的人，自然会被描述成举世无双的伟大"英雄"。这个人就是英国医生爱德华·詹纳。根据流传最广的故事版本，詹纳偶然注意到一些挤奶女工从奶牛身上感染了某种疾病，症状是手上出现类似天花的脓包，之后她们就能免疫于真正的恶疾。可能是这种职业病保护了她们吧？詹纳对此颇感兴趣，决定开始实验。

任何对现代道德敏感的人一听说这个实验，尤其是听到詹纳所选择的实验对象，都会感到毛骨悚然——那是他的园丁8岁的儿子詹姆斯·菲普斯。詹纳用来自奶牛脓包的脓液令其感染，然后又用天花患者的脓包提取物在小詹姆斯身上进行尝试……他试了 20 次，但那男孩完全没有染病（幸亏！）。备受鼓舞的詹纳在另外 23 个人身上进行了同样的实验，其中包括自己 11 个月大的儿子。所有人都得到了免疫。这意味着，在受传染病困扰数千年、无数人失去生命之后，人类终于第一次找到了有效且安全的武器。为了向为该发现做出贡献的奶牛致敬，这种非凡的武器被称为"疫苗"（vaccino）[1]。

不过，真实的故事可能有些不同，相对于偶然，更多是合作的成果。在最初发现疫苗时，可能有一名詹纳的合作者——约翰·弗斯特。他们也许试图对一个男孩施行人痘接种术，但男孩却没有表现出任何症状。调研中他们发现男孩曾得过与挤奶工相同的病症。一些历史学家认为正是从这里，而不是观察挤奶少女的双手这样充满浪漫和偶然的故事中，詹纳产生了进一步研究的念头。

无论如何，事情就这样发生了，而新发现的荣耀则毫无疑

---

[1] 意大利语中 vaccino 可以作为形容词，意思是"奶牛的"。

问地通通归于詹纳名下，他获得了巨大的声望。甚至在 1805 年，詹纳直接给拿破仑写信，要求释放关押在法国的几名英国公民，声明他们只是前往法国进行研究，与战争毫无干系。拿破仑同意了他的请求，并如是说："詹纳！哦，我们不能拒绝这个人的任何要求。"

1840 年，英国宣布禁止人痘接种术，新的疫苗则可以免费使用。最早的疫苗接种运动展开了，但要付诸实践，还是出现了一些问题。在教皇国，由于疫情暴发，早在 1822 年就已推行强制疫苗接种。可是在一些地区却出现了反对的声音。在里米尼和弗利，教士们拒绝传达政令，医生们怀疑疫苗的安全性，更有人认为将人类自己的"体液"与牲畜的混在一起在道德上无法接受。最后，教皇利奥十二世不得不改义务接种为选择接种，使自己在历史上留下"反疫苗"教皇之名，也为那种制造了数以万计人死亡的疾病打开了再现之门。

詹纳的祖国也掀起了各种反疫苗运动，疫苗的有效性、安全性和推广疫苗在道德上的合理性同样备受质疑。甚至，在

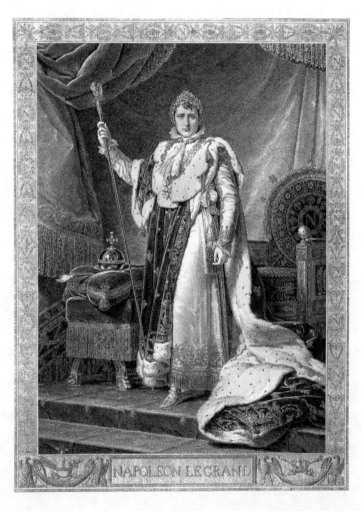

拿破仑

1896 年还成立了国家反疫苗联盟（NAVL）。

　　尽管历经坎坷，但从长远来看，疫苗还是占据了上风。正因如此，1980 年世界卫生组织才能够宣布天花在地球上彻底被消灭。这场胜利前无古人，也将后无来者。我们会在后面的讲述中说明。

　　从詹纳的疫苗诞生到 20 世纪中期大范围的疫苗接种，一个多世纪过去了。100 多年后，疫苗不再是神秘的救命仙丹，而成了可以用几句话来概括其效用的高科技产物。

　　传染病是由不同类型的微生物引起的，对它们更准确的称呼是病原体。它们可以是病毒，本质是微型蛋白质囊，有时会跟其他分子结合在一起。这些分子包裹着一条 DNA 或 RNA 链，其中编码（或者说"写入"）了病毒基因。

　　病毒引起的疾病包括麻疹、脊髓灰质炎、天花和流感。疾病还能通过细菌传播。细菌是一种极简单的单细胞生物，它的 DNA 并没有细胞核的包裹。最后还有一些病原体，它们由一个或多个复杂细胞构成，与组成我们人类身体的细胞相似，

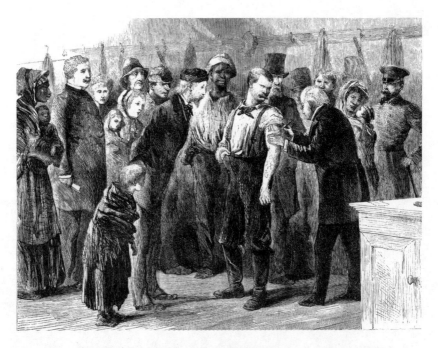

1872 年，纽约街头，穷人们正接受天花疫苗的接种。天花疫苗的出现，为人们提供了有力保障。

DNA包裹在细胞核内。这种情况的例子是疟疾，针对它尚无有效疫苗可以使用。

当病原体进入人体，一般会迅速开始繁殖。但它的进入是会被察觉的：人体的免疫系统发现了新的入侵者，并开始与之对抗。战斗需要一定的时间，这期间人体会出现疾病症状。一切顺利的话，免疫系统便会重掌大局，并从此时起生产出特定抗体，它们会在血液中存在相当长的时间，最优情况将是存在终身。

这些抗体如同哨兵，一旦同样的病原体再次突破人体防御，可以立即将它们识别出来并触发新的免疫反应。这一次反应非常迅速，以至微小的敌人在引起疾病前就遭歼灭。这种机制完美无缺，但却只适用于大体上保持不变的微生物。例如流感，人们会多次被感染，是因为引起该疾病的病毒每年都在发生变化，使免疫系统无法识别。它就像一个罪犯，通过戴上不同的面具瞒过边检，得以反复进入已将其列入通缉名单的国家。

一旦了解了人体对感染的反应，疫苗的生效机制也就好理解了：它为我们的免疫系统"引见"一种会被它鉴定为病原体的东西，同时又没有引起疾病的风险。

施行人痘接种术时，免疫系统会与相对较弱的病毒接触（因为是从轻症患者的身上提取的），且该病毒还预先经过了诸如干燥之类的进一步灭害处理。可是因为无法控制所提供病毒的数量和实际状况，有时疾病还是会以破坏性的面貌呈现。而詹纳的疫苗引入的却是不同于天花病毒的另一种病毒，但近似度足够引起人体的反应，从而在致命病毒刚刚入侵身体时，免疫系统能够识别并立即消灭它们。

今天，为免疫系统"引见"病原体可以有不同的方式，人们可以根据它们的效力进行选择。例如，可以使用"减毒"病原体，即经由实验室处理过的无法致病的病毒或细菌；或者被高温或化学物质杀死的微生物；或者使用特定病原体的典型分子（称为抗原）引发免疫反应，比如通常存活在病原体表面的分子。毕竟，为了防止通缉对象进入，我们的免疫系统并不需要一张完整的"照片"，一枚"指纹"足矣。

当然这还不够，因为疫苗里还有其他成分。首先，可能需要一些物质来诱使免疫系统产生更大的反应（据统计，每一种疫苗在应用中总有很小一部分免疫系统无应答的案例。为了尽可能减少这种情况，需要进行诱导）。针对这个需求，铝盐被证明效力明显且无副作用，因为通过疫苗获得的铝盐剂量与一个幼童在一天的饮食中可能摄取的量基本相等。

其次，疫苗中可以含有小剂量的抗生素，防止疫苗被细菌污染；以及防腐剂，防止疫苗变质。"这其中，自 20 世纪 30 年代以后的几十年内，使用的是硫柳汞，一种含有汞的物质。尽管尚未发现与它的使用有关的负面影响，但在现在的欧洲和美国，作为预防措施，已经从儿童疫苗中将其淘汰了。"罗马第二大学传染病学教授·安德莱奥尼（Massimo Andreoni）向我解释道。

最后，疫苗中还可能含有加工残留物、糖或是令疫苗更为稳定的物质。

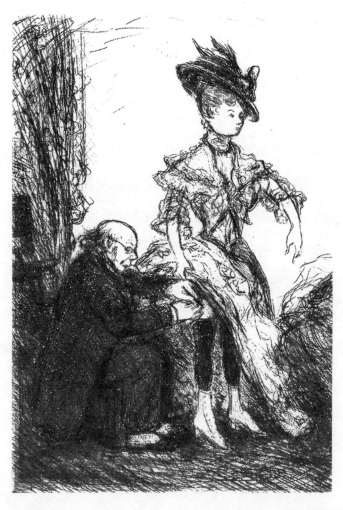

接种疫苗。

　　这些成分都是安全的吗？有这样的疑问当然是合理的，因为与其他药物相反，疫苗的使用对象是健康人，儿童更是接种疫苗的最大群体。即使疫苗使我们免于与传染病产生直接且破坏性极强的接触，但若不是为了治愈某种令自己痛苦的疾病，而是为了预防一种看不见的疾病去使用药物，还是需要理性付出一定努力的。

　　总之，疫苗是安全的。这不意味着它没有其他药物所具有的副作用，而是说其副作用的风险远小于其所预防的疾病的风险，出现严重问题的可能性也要小得多。这种"计算"必须非常精确，不仅要考虑感染的结果，还要考虑被感染的实际概率。例如狂犬病通常是一种致命疾病，有针对性的疫苗，但在欧洲的大部分地区几乎没有狂犬病病例。所以在旧大陆，只有在存在特定风险的情况下，才建议使用狂犬病疫苗，例如将与理论上可能携带该病毒的野生动物（在一些地区可以是蝙蝠和狐狸）进行接触，或是从事"风险"职业（例如狩猎警卫），又或是前往狂犬病流行区域旅行。

如果要将宠物从一个国家带到另一个国家，那么必须对其进行疫苗接种。

诚然，我们都希望疫苗就像一杯水一样无害，但水虽然是地球生命的基础，却无法独自承担保护人类不受健康之敌侵害的重任。

那就让我们来了解一下这些不良反应。在先进国家，根据经过良好测试的数据收集程序，医务人员会将疫苗接种后发生的异常情况汇报给主管部门。这类初级报告记录了所有可能发生的事件，包括例如意外死亡的案例。然后会对记录进行分析，确定哪些情况确实与疫苗有关（事故原因甚至有可能是药物浓度不足）。整理出所有线索后会看到，绝大多数副作用通常是一些短暂的不适，像是酸痛、红疹、头痛和发烧。也许你们曾遇到在发低烧时前去接种疫苗，被告知退烧后再来的情况。这是一种预防措施，避免接种前就存在的低烧掩盖了疫苗引起的问题，从而阻碍了对副作用的识别。

严重反应是很罕见的，其中包括过敏性休克。这是一种十分严重的突发性过敏反应，可能致死。导致这种情况的原因是对疫苗中特定成分的过度免疫反应。疫苗接种人员必须随时做好准备，通过让患者服用可以抵消反应的药物进行干预。

有一个非常特殊的例子是关于 2009 年猪流感疫苗的。那时人们担心这种传染病会造成不可收拾的结果，很多人甚至害怕它会发展成一场新的西班牙流感疫情，于是人们疯狂寻求疫苗的保护。但过了一段时间，他们开始怀疑某一种疫苗（在意大利从未使用）导致了数百例发生在北欧的发作性嗜睡症。那是一种严重的致残性神经系统疾病，会影响人体对睡眠和清醒的正常调节，并可能引起患者失控和突然失去意识。幸亏这种病非常罕见，于是就有人将病例的突然增加与疫苗联系到了一起。罪魁祸首被确定为一种叫作 AS03 的物质，它被用作激发免疫反应的佐剂。另有一些人则认为疫苗中一种能影响睡眠循环的病毒蛋白才是原因。使情况更为复杂的是，发作性嗜睡症似乎也可能是流感本身引起的症状。

而为什么同样的疫苗在世界不同地区使用，却只在北欧出现了该反应，仍然有待探究。有一种猜测是只有 DNA 中携带特定变异的人群才可能出现反应，而这种变异在居住于旧大陆北部的人群中更为常见。无论如何，从那时起 AS03 就被禁止使用在疫苗中了。

尽管此事疑点重重，但足以敲响警钟：我们要如何确保接种的疫苗不会带来类似的危险？

"对于新研制的疫苗，人们会担心出现无法预见的反应，因为已经使用多年的疫苗（例如麻疹和风疹疫苗）有大量的接种者，每一种副作用都已被了解。正是发作性嗜睡症的案例证明存在一种有效的监控系统，随时可以发现罕见副作用，即便没有绝对的确定性，仅在怀疑的基础上也能有所应对。"马西莫·安德莱奥尼说。

要知道，每种新疫苗在投入使用前，都必须经过大量关于有效性和安全性的检验和测试。这些测试比之普通药物更为严格，并且通常要持续多年。因此，研发一种新的疫苗被认为"与组织一次航空航天任务一样复杂"。毕竟，我们的机体在分子相互作用的复杂性方面，确实是一个需要探索的小宇宙。

故而，一种新的疫苗进入市场需要花很长时间。季节性流感疫苗是个例外，因为每年的制剂只会稍微改变能够触发免疫反应的分子（这是因为流感病毒可以每年以略有变化的形式出现，就像是稍稍改变了免疫系统已经能够识别的那套指纹）。

尽管有公共机构的严格监控，生产疫苗的依然是私营企业，因此他们对疫苗的推广是带有营利目的的。这引起了一些人的警惕。制药厂会不会为了赚钱向我们提供无效的药物？政府部门对此风险的回应是，为确保所有人的安全，将加强监管。我们目前建立的体系是公共部门将获得疫苗所需的巨大投资委托给私人，以换取同样可观的收益。这就像拒绝吃小麦的原因是它并非由公家生产，而是私营企业生产。因此，疫苗生意可能会成为投机对象。

此外，这种对制药公司的批判，矛盾之处在于如果不接种疫苗，任由微生物自由进入我们的身体，使我们患病，那么制药公司就可以从我们那不良的健康状况中赚更多的钱，因为我们将对多种药物的帮助有持续性需求。

我们也想知道，我们的身体能同时承受几种疫苗？鉴于建议接种的疫苗有多种，人们会倾向于一次性完成，最好是结合在同一剂药物里，这样孩子们不用反复面对他们讨厌的打针，或是反复拜访医生。这安全吗？当我询问马西莫·安德莱奥尼时，他斩钉截铁地回答说："我们的身体每天都在接触可以刺激免疫系统的新物质，对越小的孩子越是如此。光是把一只小脏手塞进嘴巴就会接触到数以千计的不同分子，其数量远远超出一支多功能疫苗所含有的。"

所以，就像之前说的，每一次接种疫苗，我们都应该理智地想一想，这种疫苗保护我们免受病毒侵害造成的严重后果，甚至替我们保住生命的可能性，要远远大于它对我们造成的伤害。

举例来讲，根据 2018 年的一项研究，1900—2015 年，在意大利全境进行的疫苗接种预防了超过 400 万例可能发生的严重疾病，其中三分之一的主体是儿童。这个数量远超可能由疫苗引发的不良反应数量。

　　而 2017 年的另一项评估显示，2001—2020 年，在最贫穷国家展开的疫苗接种项目将避免 2000 万人死亡、900 万人永久残疾，为社会保留生产力并节约成本所带来的收益总计约 8 亿欧元。

　　综上所述，选择回到过去是极不明智的。

LE
GRANDI
E
PI
DE
MIE

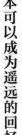

麻疹

本可以成为遥远的回忆

LE
GRANDI
E
PI
DE
MIE

　　理论上，我们任何人都没有理由去了解纳斯塔西亚的生活。她是一名法国瓦朗斯的少女，大眼睛，长头发。而一场麻疹让她的生活脱离了日常轨迹，也使她成为欧洲与传染病之间斗争的标志。欧洲新闻频道制作了一部不长却动人的广播剧来讲述她的故事，凡是听过的人都会对此难以忘怀。这也是因为虽然故事的结局是美好的，但它本可能要糟糕得多。

　　纳斯塔西亚在未进行疫苗接种的情况下接触到麻疹病毒并感染患病，还引发了脑炎并发症。在经历了 12 天的昏迷后，纳斯塔西亚醒了过来，但却无法说话，也几乎无法行动。短短十数天，疾病把一个生机勃勃的女孩变成了一名四肢瘫痪的患者。她开始了缓慢又极为艰辛的恢复。一周后，纳斯塔西亚恢复了语言能力。又经过三周的理疗，她可以行走了。最严峻的问题是要重新获得对膀胱的完全控制，那些肌肉无法发挥它们的作用。在医院住了四个月，她终于被同意出院。她的体重从50 千克锐减到 39 千克，但她还活着，可以继续在家复健。想到这样甜美的女孩陷入如此噩梦，无谓承受了这么多痛苦，实在令人心惊。

为什么纳斯塔西亚没有接种疫苗呢？她的母亲告诉《欧洲新闻》："我没有带她去接种的原因是，我以为免疫系统是自然发展的。我习惯用顺势疗法为她治疗。在患上麻疹之前她从不生病。我不反对疫苗，因为我觉得预防是很重要的。但疫苗中含有许多添加成分，比如铝，它是已知的阿尔茨海默症可能的诱因之一，这也会造成其他问题。这一切发生后，我多么希望她从小就得过那些小孩子都会得的病。我从没想过自己正在冒什么样的风险，但我确实曾认为让她接种疫苗是没有必要的。"

时至今日，很多人像纳斯塔西亚的母亲一样，认为大到所

有传染病，小到麻疹这种特定的疾病，不过是一种以小小皮疹
为标志的浪漫的成长仪式，是那些被温暖的汤羹、亲人的拥抱
环绕，脱离了学校日常的日子，一旦成年，余下的不过是一段
无法重温的回忆。前段时间，人们可以在脸书上看到这样白日
梦般的文字："我记得小时候曾经感染了麻疹。大多数小伙伴
都得过这个病。有好几天的时间我待在家里，吃了很多零食，
看了很多小人书。那些传染病不会引起恐慌的日子真好。"（不
过有人回复说："你们真幸运……我可是遭罪了……"）甚至最
夸张的例子是，听说有人为孩子们专门在患儿家中组织"聚
会"，使那些健康的孩子被"可爱的小病毒"感染，继而得病。
不过，纳斯塔西亚的例子证明，那些"可爱的小病毒"极为危
险，有时甚至可以成为潜在的杀手。

　　引发该疾病的是一种叫作麻疹病毒的微生物，与引起牛
瘟的病毒近似。它极易实现人传人。症状始于咳嗽、流涕、
红眼，然后发烧，可能会出现严重高烧。最早的皮疹是口腔
内的白点，接着就是常见的全身红疹。如果一切顺利，疾病

会持续 10～20 天，但在所有案例中有四分之一到三分之一
左右会出现并发症，必须住院治疗。麻疹极少引发死亡，尽
管从统计学数字来看致死率为千分之一。

　　在西方，患者可以接受对症治疗，大众的健康状况也比
较好，通常只有特定的体弱者才会因此死亡，例如十分年幼
的儿童或是有其他基础疾病的患者。但通过纳斯塔西亚的例
子我们可以看到，即便是非常健康的人也有可能承受极为严
重的后果。该病毒能够引起肺炎，十分之一的儿童会出现这
一并发症，它也是年幼的染病儿童中最常见的死亡原因。一
般来说，十分之一的儿童会出现耳部感染，甚至导致听力受
损。病毒还会到达神经中枢系统，从而引发脑炎。就像法国
姑娘纳斯塔西亚的情况，并发症一旦发生，住院期将会延长，
并且不一定能够完全康复。根据神经系统受影响的部分不同，
也有可能造成永久性的认知损伤或视力损伤。更重要的是，
疾病还会长时间削弱人的免疫系统，使人体在面对新疾病时
全无抵抗之力。

比萨大学流行病学及预防医学教授皮埃尔·路易吉·洛帕尔科告诉我："了解这一点十分重要，因为它与疾病会强化免疫系统的普遍认知是相违背的。完全不是这样，许多疾病会用类似 HIV 的方式，削弱人体的天然防御力，麻疹就是其中之一，虽然幸运的是它所带来的此类效果不会持续终身。"

这种生病"有好处"的危险认知产生于何时值得关注。实际上，仅仅一两代人之前，大家还普遍认为生病是危险的过程，患病后需要一段时间的恢复期，同时接受特定的治疗。我们是如何失去了基于理性的常识，以致将可能成为潜在杀手的疾病转变为讨人喜欢的生活经历的？

回到我们人类与麻疹病毒之间古老的战役中。疾病的传播可能始于大城市的诞生，因为潜在可感人群的大量聚集是出现疫情的关键因素。根据史料，它很可能就是盖伦医生口中"安东尼大瘟疫"的罪魁祸首。这场疫情沉重打击了公元二世纪马可·奥勒留治下的罗马帝国，它始发于军队，随后大面积扩散。据历史学家卡西欧·迪奥内所述，仅在罗马一地，疫情高峰期每天都有 2000 人死去。而在整个欧洲，受害者达数百万。

不过，所谓"安东尼大瘟疫"其实也有可能是一次天花疫情，因为许多个世纪以来，这两种疾病一直被混淆。至少要等到 9、10 世纪之间，波斯医生拉齐终于根据两者不同的症状从病理学角度区分了两种疾病。之后，天花病毒由于其更为显著的症状和危险指数，走上了更具毒性和致命性的道路。但不能排除某一天麻疹病毒也发生变异，变得比现在更加危险的可能。

麻疹的故事还在继续：在 1718 年造成欧洲数万人丧命，在 1733 年又一次大开杀戒。1861—1865 年美国南北战争期间，疾病最初似乎选择站在了南方联盟国一边。战争爆发当年，北方合众国军队中共有患病者 21676 例，其中 551 例因此死亡。战争结束时感染士兵总数超过了 67000 人，死亡人数则超过了 4000（另外，那次战争死去的士兵之中，有三分之二的人都是死于传染病，除了麻疹还有水痘、腮腺炎、百日咳、疟疾以及其他许多从未被歼灭的"宿敌")。

同时期，麻疹也让俄国失去了它的沙皇。15 岁的彼得二世·阿列克谢耶维奇·罗曼诺夫，彼得大帝唯一的男性继承人，刚刚登上王位不久便于 1730 年 1 月 30 日，原定的大婚之日撒手人寰。当这位圣彼得堡的传奇奠基人最后的直系继承人奄奄一息地躺在病床上时，人们还试图最后一搏，让年轻的沙皇为罗曼诺夫家族再留下一点血脉。然而不难理解，一切只是徒劳。他之后登基的是一位旁系后裔，安娜·伊凡诺芙娜·罗曼诺娃，彼得大帝异母兄弟的女儿。

20 世纪 60 年代初，美国科学家、诺奖得主约翰·富兰克林·恩德斯与几位同事共同研制了一种麻疹疫苗，并于 1963 年开始投入常规使用。1968 年起，微生物学家莫里斯·希勒曼研制的一种更优配方的疫苗也投入使用。它是通过减毒活疫苗制造的，即能够触发免疫反应，却不会引起疾病。它不含佐剂，仅对免疫功能严重受损的人群禁用，因为在那种情况下，不仅人体不能对疫苗做出反应，减活病毒还有可能占了上风，进而引发疾病。

"这只在极少数情况下发生，属于医疗事故，药物被用在了不应使用的人身上。需要提到一种可能性，那就是疫苗有百万分之一的概率导致类似疾病本身引发的脑炎。这十分罕见，很难做到绝对确定，也无法排除疾病与疫苗之间的因果关系。而且必须要记得，任何情况下疫苗接种引起脑炎的概率都低于麻疹并发脑炎的千倍。"皮埃尔·路易吉·洛帕尔科如此强调。

除此之外，该疫苗被证明是极为安全的，尽管成千上万的人已经接种，副作用却是短暂的，并集中表现为皮肤发红、注射部位红肿或是发烧。

接种疫苗的好处则立竿见影。根据世界卫生组织数据，使用疫苗前每年有 260 万人死于麻疹。即使到了 2000 年，这一数字还超过了 50 万，主要发生在最贫穷的国家。在那里，由于在感染和治疗期间不能得到有效帮助，该疾病的致死率大大提高。2000—2016 年间，全球性的疫苗普及工作取得了惊人的效果，据一些估测，疫苗避免了足足 2040 万人的死亡。但是，到 2016 年，全球仍有 89790 人死于麻疹，这个数字对一种如此容易预防的疾病来讲是不可接受的。

在意大利这个麻疹病例从未根除的国家，直到 20 世纪 80 年代才大规模推荐使用疫苗。正如免疫学家罗贝托·布里奥尼在其社交网站页面所回忆的："1950—1970 年间，我们的国家还遗憾地处于第三世界国家的级别，有 5473 个幼儿（0 到 4 岁年龄段）死于麻疹。你们没有看错，5473 个孩子死去了，也就是说，平均每年有 274 个孩子被装进小小的棺木中，埋在地下。"

还是 2000 年的意大利，在两岁以内接种疫苗的幼儿不足八成。这个比例太低了。2002 年，在坎帕尼亚大区，这个比例甚至低于全国平均水平，只有六成左右。那年的前 7 个月中，儿科医生总共上报了 1633 例麻疹病例。1—5 月，因病住院的有 368 人，这其中包括肺部并发症 63 例，并发脑炎 13 例。有 3 个孩子死亡，年龄分别是 6 个月、4 岁和 10 岁，另有一

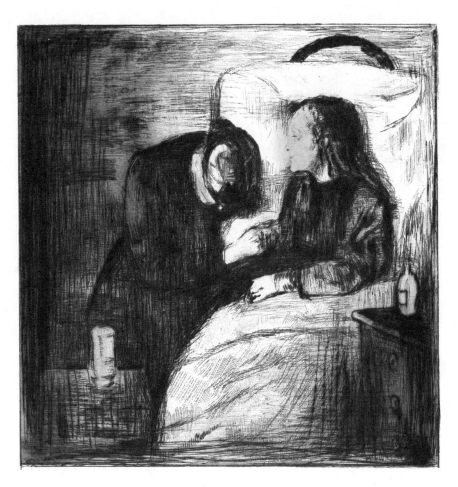

爱德华·蒙克《生病的小孩》，1894 年。

名 22 岁的男青年于 7 月去世。

　　说到疫苗，为了达到被称为"羊群免疫"（更好的说法是"全民免疫"）的效果，接种疫苗人群的比例至关重要。它的运行机制是这样的：任何一个人群中，总有一定比例的人不能受到疫苗的保护。他们是年龄太小无法接种的孩子、免疫系统有缺陷的人以及使用疫苗没有达到预期效果的人，当然这些情况极少发生。一般情况下，这些人在人群中占的比例很小。麻疹病毒为了传播，需要能够轻松地从一个人传递到另一个人，但如果除极少数人外所有人都接种了疫苗，这一通道就不再畅通。每个人都获得了守护，病毒只能束手无策。在不受保护的情况下，疾病的蔓延就像一粒小石子沿着山坡滚落时带动了其他石子，最终引起一场山崩。而现在它被压制着，如同小石子立等会掉入水潭。

　　但是，如果有一些人自主选择加入不接种的行列，使得人群接种率降至 95% 以下，事情就很不一样了。那颗小石子很有可能与同类相遇，那么山崩，或者说疫情，就有可能蔓延开来，接种比例越低则越严重。

　　让我们回到意大利，继续讨论刚才的问题。我们谈到疫苗接种覆盖面不足，使麻疹病毒在相当长的时间里轻易生存着，直到今天，没有接种疫苗的人依然很多，特别是在成年人中间。因而，麻疹仍然构成威胁。为了与之对抗，2017年麻疹疫苗已成为婴幼儿必须强制接种的疫苗。意大利不是唯一采取这一措施的国家，其他一些国家也做了相同的事。此外还有美国的加利福尼亚州，因为麻疹曾在当地迪士尼乐园的游客中传播，感染了至少159人。

　　通常，强制措施在执行地应该运行得不错，因为接种人数在措施执行后明显上升。但同时，这一措施却也在完全赞同疫苗接种的人群中引发困惑。实际上，父母自发保护孩子健康是更可取的行为。人们还会担心，长此以往，强制性疫苗引起的反抗会比自发形成的抵制更多更强硬。可另一方面，允许许多孩子不接种疫苗，会对婴儿们和无法接种人群的生命造成严重威胁。最重要的是，考虑到疾病可能带来的后果，拒绝对孩子的保护难道不是虐待他们的一种不可接受的形式吗？我们对虐待儿童难道不是零容忍吗？

麻疹是一种只能人传人的疾病，所以理论上我们是可以将它像天花一样从地球上抹去的。一些国家，尤其在北欧和东欧地区，已经基本实现了这一目标，因为在他们的国境内已多年没有出现麻疹病例了（不包含一些可能在境外接触到病毒的旅行者的案例）。但在全球范围内，要达到世界卫生组织设定的"零麻疹"目标，依然遥遥无期。

为什么我们没有摆脱麻疹病毒？在那些最贫穷或是战乱不断的国家，问题通常在于难以给所有人接种疫苗。而在西方，则是像纳斯塔西亚的母亲一样宁愿不接种的人们保障了病毒的生存。不过，这种对麻疹疫苗不信任的火苗是在一个十分明确的时间点，由一名明确的纵火者引燃的。那是 1998 年，当时的英国医生安德鲁·杰里米·维克菲尔德在知名科学杂志《柳叶刀》上发表了一项研究结论，称观察到麻腮风三联疫苗的使用与克罗恩病（一种肠道炎症性疾病）的发生相关，也与发育障碍的出现，尤其是自闭症的发生之间存在联系。消息马上引发了恐慌。自闭症是非常严重的疾病，发病率正在显著上升，病因却依然不为人知。今天已知一些遗传基因的变异可能与之相关，并且人们怀疑该病在人出生前就已经形成。但在1998年，人们对这种疾病的起源知之甚少，也不知道该病在人出生头几个月会表现出什么症状，普遍要到孩子1岁左右才开始怀疑其是否患有自闭症——几乎就是首次接种麻腮风三联疫苗的同时。这种时间上的巧合使得维克菲尔德的猜测赢得了一些父母的信任，他们因担心自己选择为孩子接种却毁掉他们的一生而绝望恐惧。

　　当然，也有许多人尝试复制英国医生的研究。实际上，针对自闭症的研究数量众多，而在科学上每一项成果都应该是可以复制的。也就是说，假如一位科学家观察到某种现象，任何其他科学家也应该能够观察到同样的现象并得出相同结论，否则该现象就不能被认定为真。但是，在维克菲尔德的"研究"发布四年后，没有人可以印证麻腮风三联疫苗与自闭症之间存在任何关联。最初的怀疑开始蔓延，但事情并未终结。这一事件注定要引人注目。

2004 年，记者布莱恩·迪尔为《星期日泰晤士报》就维克菲尔德的研究进行了一系列调查，随后引发了英国医学监督总会的一次彻查。该机构的职责是守护公民健康。一些似是而非的事情开始浮出水面：维克菲尔德不仅在研究中违反了多项道德标准，甚至还从一些家长那里获取了未经申报的资助。这些家长试图寻求自己的孩子因接种疫苗而健康受损的证据，从而获取赔偿。此外，维克菲尔德还为一种与麻腮风三联疫苗形成竞争关系的麻疹疫苗申请了专利。调查结果显示，维克菲尔德的研究成果不仅完全是编造且不可复制的，而且根本就是一场真正以牟利为目的构筑的骗局。

2010 年，《柳叶刀》撤回了他的文章，宣布其为诈骗行为，而维克菲尔德也被英国医生名册除名，不得在英国继续行医。不过他并没有因为在科学界的声名狼藉而潦倒落魄，而是移居美国，在那里成为反疫苗运动的捍卫者，拍摄了一部反对疫苗的宣传片，到处举办讲座，成为社交名流（比如他与澳大利亚模特艾利·麦克富森之间的桃色新闻）。但他造成的伤害至今仍然明显。人们无法停止对麻腮风三联疫苗甚至所有麻疹疫苗的恐惧，就像无法抑制从山坡倾泻而下的雪崩。麻疹本可以成为遥远的回忆，然而它还在我们之间，继续制造恐慌。

LE
GRANDI
E
PI
DE
MIE

小儿麻痹症
一个几乎被打败的敌人

LE
GRANDI
PI
DE
MIE

到 18 个月大时，我一直显得健康而强壮。一个
晚上，就像无数次听到的讲述那样，我不想去睡觉。
在房间里一阵追逐后，我终于被抓住并勉强上床休
息。这是我最后一次表现出如此高的身体敏捷度。
第二天一早我发烧了。这种症状伴随着第一颗大牙
的萌出普遍存在。发烧持续了三天。第四天，当父
母准备像往常一样给我洗澡时，发现我的右腿失去
了力量。他们立刻向我的祖父亚历山大·伍德求助。
他曾是一名出色的解剖学家及医生。祖父又向同领
域（自然是指医学领域）一些最有名的同行咨询。
他们发现我没有脱臼的问题，热敷及其他的土办法

也只是徒劳。（J.G. 洛克哈特，《沃尔特·司各特爵士回忆录》，

巴特出版社，第一卷，1837）

这段叙述可以反映出发生在无数人身上相同的事件，但这次的主人公并不是籍籍无名者：沃尔特·司各特爵士（1771—1832），《艾凡赫》和其他许多作品的作者。虽然时间过去了几个世纪，很难做出确切诊断，但历史学家认为改变了敏捷的苏格兰男婴一生的，正是小儿麻痹症，一种不久前还令人闻风丧胆的疾病。

这种疾病同样是由病毒引起的，名为脊髓灰质炎病毒。1789 年，英国医生迈克尔·安德伍德首次记述了小儿麻痹症，但各种迹象表明它与人类是老相识了。生活在公元前 1200 年左右的法老西帕，似乎保持着一个悲伤的纪录：古埃及唯一一位身体畸形的君主。他的木乃伊显示了他的一只脚有马蹄足缺陷。这也许是人们了解到的最早的有关小儿麻痹症的信息（虽然也不能排除这个问题是其他原因造成的，比如先天性畸形）。

同样的疾病可能也袭击了约 12 个世纪后的罗马皇帝克劳狄乌斯。从古至今，小儿麻痹症的受害者持续不断，疾病本身却几乎默默无闻。到了 20 世纪，情况出现变化，疫情蔓延，造成了永久性瘫痪和死亡的悲剧后果。是什么导致了这种情况？

一切表明，变化的不是传染源，而是环境条件。荒唐的是，卫生条件的改善可能是加剧疾病影响的决定性因素。这与一些人的认知恰恰相反，他们认为更清洁、更好的生活条件足以保护我们免受传染病的侵害。

我们一步步来：为了搞清楚这种矛盾，首先需要对此疾病有更多了解。

脊髓灰质炎病毒的传染性极强。它在肠道扩散并通过粪便传播，比如，人们喝了受污染的水就会被感染。鉴于它可以长时间存活于咽喉部位，病毒也可以通过空气传播，该病的潜伏期可达数周，十分之九的案例在潜伏期均无症状或是短暂发烧后立刻消退。发生这种情况，说明当病毒被限制在肠道中，或至少在它可以攻击神经系统之前，免疫系统是可以应对并打败它的。

约百分之一的案例中，人体的防御力不够，病毒到达了中枢神经系统。在这里，它攻击，有时还会杀死负责肌肉运动的神经元。随着时间的流逝，肌肉逐渐萎缩。由于通常存在于神经元、肌肉和骨细胞之间的化学反应不复存在，无法和谐生长，于是骨骼的生长也受到损害。

在沃尔特·司各特爵士的时代，人们进行的所有治疗尝试中唯一偶尔能产生一些效果的，是一种十分辛苦的锻炼，旨在加强靠近患处但未受损伤的肌肉，这样就能够保留肢体的部分活动。当然，只有神经元受损相当有限时才能这么做。其他患者只能被困在轮椅上，还要承受瘫痪对身体造成的损害。美国已故总统富兰克林·德拉诺·罗斯福的情况可能就是如此，虽然还不清楚是小儿麻痹症还是一种自身免疫性疾病导致他的双腿无法行动。小儿麻痹症造成的影响各异，主要与受损神经元所控制的肌肉及其受损程度有关。假如病毒袭击的是控制呼吸肌肉的那部分神经元，就会导致窒息。

　　另外，在度过急性期之后，这种疾病在多年后还能以仍然相当神秘的"脊髓灰质炎后综合征"的形式复发。这种情况发生在四分之一到一半的小儿麻痹症患者身上。《2001：太空漫游》的作者亚瑟·克拉克就经历了这些。他于 1962 年辞世，享年 45 岁。起初他从小儿麻痹症中康复了，可 26 年后却被迫坐上了轮椅，余生也一直与之相伴。

　　许多世纪以来，小儿麻痹症一直没有受到太多关注，直到因病瘫痪的人数暴增才引起恐慌。从这个意义上来讲，我们几乎可以将其视作一种"现代"疾病。首次对多例小儿麻痹症的通报发生在 1841 年的路易斯安那州。警报从那时拉响。疾病主要袭击幼儿，但成年人也不能幸免于难。1893 年波士顿出现了 26 例，1907 年纽约有 2500 例，1916 年美国达到了 27000 例，其中 6000 人死亡，致残者无数。在纽约，患病者的住所被做上标记，并采取隔离措施。小儿麻痹症也困扰着欧洲。据估计，1951—1955 年间，每年有 26500 名婴幼儿因患病全身或部分瘫痪。

　　为了应对这种紧急状况，1953 年，一名丹麦医生设置了历史上第一个重症监护区。1928 年，人工肺被发明出来。它是一个大筒，病人除头部以外，身体完全进入筒内。筒内交替正压和负压，如此一来，胸腔不再受肌肉控制，而是被强制扩张或收缩，这是呼吸所必需的。这种工具挽救了许多生命，帮助受到一定程度损伤的人们度过疾病的急性期，在几周内恢复自主呼吸（或是因为神经元细胞抵抗住了病毒的进攻生存下来，或是因为肌肉纤维被保持完好的神经元重新支配了）。

　　然而几十年来，报纸刊登了关于使用这些设备的人的一些报道和照片，他们的一生都被困在可怕的机器里不得动弹，甚至从童年起就是如此。1950 年，3 岁的狄安娜·奥德尔患上了小儿麻痹症。疾病导致她的呼吸肌受损，她不得不使用铁肺。直到 20 岁，她的状况才令她可以偶尔脱离机器，但其他时间她一刻也离不开它。像其他病人一样，一面倾斜的镜子帮助她看到访客的行动。这持续了好几年、好几十年……在这个闭锁的金属圆筒中生活了将近 70 年后，狄安娜·奥德尔于 2008

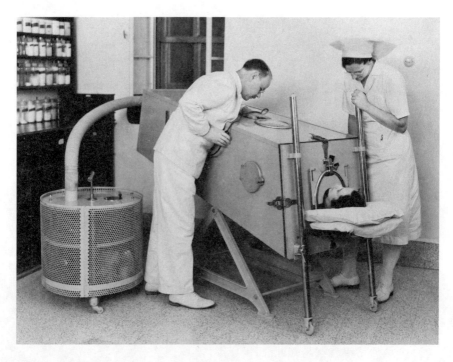

许多小儿麻痹症患者困在"铁肺"中度过余生。

年去世。简·玛格丽特·米德尔顿则是在 22 岁时患病的，那是 1948 年，就在她的婚期前不久。患病后她不得不每天在铁肺中度过 21 小时。这个澳大利亚姑娘在机器里逐渐成熟然后老去，最终于 2009 年辞世。只需要上网搜索，就可以找到那些令人心碎的图片，铁肺机器排成一排，每个里面都困着一个孩子，他们都是小儿麻痹症的受害者。

回到我们的问题：如果脊髓灰质炎病毒已经流行了好多个世纪，为什么直到 20 世纪初才大规模暴发？

根据一种可信度较高的理论，卫生条件的改善有助于疫情扩散。"这种病毒很顽强，能在地面或下水道污水之类的液体中存活数周甚至数月。"疫苗服务主管及主治医师弗朗科·乔瓦内蒂对我强调。

所以在过去卫生条件极不稳定的情况下，病毒的传播范围可能很广，以至于孩子们在断奶前就已经接触到病毒了。这时母体所携带的抗体已经通过母乳或在孩子出生前通过胎盘传递给了孩子，帮助孩子的免疫系统抵挡病毒的袭击。如此，病毒就无法以最强毒的形式释放出来，直达神经元。另一方面，母亲本身可能在幼年时期也以同样的方式获得过免疫，代代相传。自然，也有一些人发展为重症患者，但只是一些个例，不足以引发传染病疫情。而到了 20 世纪，随着卫生条件的改善，大部分人在接触到病毒时已经过了断奶期，缺少母亲免疫系统的帮助，独自面对病毒的他们在与疾病的斗争中处境艰难。

"还要考虑到，随着年龄的增长，小儿麻痹症的临床症状也会恶化。因此在现代，这种病毒更容易影响到年龄较大的儿童和青少年，使疾病的严重程度和致死率大大提高。"弗朗科·乔瓦内蒂继续谈道。

希望的曙光终于在 1953 年来临。乔纳斯·索尔克开发出一种灭活疫苗，也就是说其中的病毒是完全没有攻击性的。当索尔克的疫苗投入使用后，阿尔伯特·沙宾又研制了一种新配方，其基础为减活病毒，即一种被削弱但仍具有感染能力的病毒。该疫苗更易使用，因为它是通过口服给药，而不是像索尔克的疫苗一样需要多次注射。1956 年起，通过美国与苏联之间一项保障冷战期间维持合作的特殊协议，索尔克得以与他的苏联同事米哈伊尔·楚马科夫展开紧密协作。正是楚马科夫组织了沙宾疫苗的第一次大规模生产。这些疫苗被分发给数千万苏联民众，也运输到了一直因小儿麻痹症深受困扰的日本。最后，沙宾的疫苗也在西方传播开了。

　　如今还有一种减活疫苗，是沙宾疫苗的改良版，但在世界上一些地区，沙宾的疫苗依然是首选。针对同一种疾病使用多种疫苗是具有战略意义和显著效果的，一会儿我们再谈这个问题。现在需要强调的是，疫苗接种运动已经完全消除了全世界大部分地区的小儿麻痹症。在意大利，最后一名患者出现在1982年。因为脊髓灰质炎病毒一旦脱离人体就无法继续繁殖，我们完全有希望像对天花一样把该疾病从地球表面彻底抹去。

　　但不要放松警惕。在阿富汗和尼日利亚这样的国家，小儿麻痹症仍在侵害生命。在因战争组织了常规疫苗接种的地区，疾病也会死灰复燃，就像在叙利亚发生的那样。即使欧洲也不是绝对安全的。1992年，小规模疫情在荷兰改革宗新教教会中爆发。这是一个拒绝疫苗接种的小宗教团体。共有72人染病，其中59人瘫痪，2人死亡。

现在回来谈谈使用中的不同疫苗，因为正如之前说到的，人们使用不止一种疫苗并不是偶然的。

弗朗科·乔瓦内蒂对我解释说："最早的疫苗，即索尔克疫苗，是基于完全无害的病毒，但有一个缺点：不能保证应对感染的最佳保护效果，也就是说不够有效。所以如果可以选择，最好使用沙宾疫苗，但这种疫苗使用减活病毒，极少情况下是有可能发生逆转，也就是恢复毒性的，概率是大约70万例中有一例。从20世纪70年代末起，又出现了另一种灭活疫苗，与索尔克疫苗相似，但效果则与沙宾疫苗相当。"

因此，灭活且高效的疫苗是存在的，但并不是所有地方都在使用它：在一些国家，人们更倾向于使用沙宾疫苗，相当有效且风险较小。这种选择的理由是复杂的，理解起来比较困难，但是这有助于我们了解根除小儿麻痹症的战斗。

在那些还存在小儿麻痹症疫源的国家，主要使用沙宾疫苗。向人群施用减活疫苗可以为他们提供一种从疾病影响到感染的全面的保护。意思是说，接种这种疫苗的人可以与通常引起疾病的病毒接触（称为"野生"病毒），其免疫系统由此得到良好训练，能够完全抵御病毒在人体内的复制。另外，在接种疫苗后不久，接种者通过排便使一些减活病毒进入空气，代替部分"野生"病毒（这经常发生在两个相似的物种必须分享同一环境中的资源时）。

所以，沙宾疫苗的减活病毒一方面可以防御"野生"病毒；另一方面又可"感染"未接种人群，让他们获得保护（实际上是在没有医务人员介入的情况下实施"接种"）。

当然，要人们为了"公众利益"让自己染病并不是一件容易接受的事，但它带给个人的风险基本等于七十万分之一减活疫苗被重新激活的可能，而相同的个体在失控的疫情中可能承受疾病后果的概率要高得多，这两者显然不应作为同等对象进行权衡。就我们讨论的总体目的而言，还需要注意的是，这种再激活的能力是沙宾疫苗配方的特性，与用于对抗其他微生物的减活疫苗无关。

而在小儿麻痹症已经有较长时间未出现且没有疫情暴发风险的地区，往往只使用新配方的灭活疫苗，效果与沙宾疫苗相当。这种疫苗可以完全预防疾病后遗症，但却不能阻止"野生"病毒进入人体进行繁殖，然后再通过粪便排出。那么在疾病仍然存在、卫生条件差以及对人群的保护不到位的地区，它们就可能成为新的传染源；而在疫苗接种覆盖率高且均匀、不存在集中性未接种群体和基础设施完善的区域，则不会构成威胁。"事实上，几年前，在疫苗接种率很高的以色列，在一些废水处理厂中发现了野生脊髓灰质炎病毒。原因是病毒由某个前往疾病活跃的国家旅行的人将病毒引入并传播开来。'受感染'的人们因为接种灭活疫苗而不会发病，但会将微生物通过粪便排出。"乔瓦内蒂说。

这个例子说明，如此凶险的脊髓灰质炎病毒在疫苗覆盖率高且卫生条件良好的地方，是可以被轻松控制的：即便理论上年纪太小尚未接种的婴儿有遭疾病袭击的可能，但病毒因无法传播而败退。同时，它也证明了有必要仔细评估消灭疾病的策略，随时选择最有效的方法。最后不要忘了，小儿麻痹症在其已经消失的国家仍有可能回归，一旦它发现我们的社群不曾防备，也就是说我们之中太多人选择不接种疫苗，那么"独善其身"的我们就不得不重新选择沙宾疫苗并承受它所带来的极低风险。

通往彻底消灭该疾病的道路似乎还很漫长，不幸的是，我们未能实现原定于2018年完成的第一个小目标。但还有希望。设置在高级卫生研究所内的世界卫生组织小儿麻痹症协作中心负责人保拉·斯特法内利对我说："全世界参与的消灭小儿麻痹症运动仍在前进，如果我们不放松警惕，就有希望将病毒送入已灭绝微生物名单，去跟天花病毒做伴。"

今天，在西方世界，脊髓灰质炎病毒已经不再构成严重威胁。然而，这间接提醒着我们，在与微生物的战斗中我们会取胜，但只要人类还存在，战争就还在继续。其实，脊髓灰质炎病毒并不孤独，它属于肠病毒属，其中有几种肠病毒也可以引起与小儿麻痹症类似的疾病并导致患者瘫痪。在最先进的国家，也会不时出现这些病毒所引起的小规模流行病，但一般不会发展为大型疫情。目前还没有研制出针对这些病毒的疫苗，因为它们的传播比较分散，总数较少，以至于有时都难以确定感染源。是否会出现一种像脊髓灰质炎病毒一样凶险的病毒呢？答案是：可能会。我们不知道会是什么时候，在哪里，只能指望当它出现时我们可以快速研制出能保护我们的疫苗。

LE
GRANDI

E
PI
DE
MIE

非普通流感

不能轻敌

LE
GRANDI

PI

DE

MIE

朗伊尔城是世界最北端的城市，地处北极圈内，是斯瓦尔巴群岛的首府。多年前我曾走在城市中唯一能称得上街道的路上，围绕我的是一片荒无人烟的冰封大地，以及耀眼又幽灵般的光线。这是极地五月一个典型的夜晚。我来到这片群岛的目的是探访更北边的研究基地，它位于新奥尔松的小型居民区内。新奥尔松甚至都不能被定义为一座村庄，人们称其为世界最北面的"社区"。

与我同行的是意大利科研基地的负责人罗贝尔托·斯帕拉帕尼，他对此地的了解程度几乎可与他对家乡的相较。"在那里。"他指着一处对我说。我眯起眼睛，后悔把太阳镜落在了房间，发现自己低估了在那个纬度的那个季节中永不落幕的曙

光。出现在视线中的是一系列白色十字架，在山顶上显得小巧
而明亮。在斯瓦尔巴群岛是禁止埋葬死者的。冰冻的土地很难
挖掘到足够的深度，而在冻土之中，低温使得尸体无法分解。
所以，如果少数居民中的某人去往极乐，其遗体将由飞机带
走。但那些十字架却是例外。它们掩盖着 11 个人的遗体，他
们都死于 1918 年的"西班牙流感"——历史上最可怕的流感
疫病，至少时至今日还可以这么说。它随着一艘偶尔往返北欧
与群岛之间的船来到这里，夺去了这些人的生命。

　　在那个年代，已经没有传染病无法攻克的政治或地理边界
了。疫病蔓延至我们星球的每个角落，从非洲到太平洋诸岛；
袭击人数也许超过世界总人口的四分之一，死亡人数以惊人的
速度增长以至难以计算，据估计应在 5000 万～1 亿之间。画
家埃贡·席勒刚满 28 岁便英年早逝，而此前他曾多次为其同
染疾病且身怀六甲的妻子画像，描绘心爱之人备受折磨的惨
状。在西班牙，国王阿方索八世亦未能幸免。

　　尽管这种病被冠以"西班牙"之名，但却并不是起源于这

里。在世界上，尤其是西方，第一次世界大战正在展开，部队中人的聚集和集中流动很大程度上对疾病的蔓延起了助推作用。战争也带来了对信息的审查，并使其传递受阻。在一些地区，人们禁止敲响丧钟，以掩盖问题的严重性。而关于疾病的原因，一些如今被我们称为"假新闻"的极具煽动性和阴谋性的流言广为传播。有一种传开的错误观点，认为西班牙受到的冲击尤其大的原因，是这个国家没有卷入战争，消息因此得以自由发散，加上没有大量士兵战死，使人们的精力集中到疫情的死难者身上。

自然，亲历此事的人绝不可能遗忘。我还记得我的奶奶说到"我小时候得了西班牙流感"时那个眼神。那时我还不能理解数十年前的一场流感为什么在人的记忆中占据这么重要的位置，但那个眼神里依然保留着一丝对自己竟然能够幸存的难以置信。

谈到可能复发的传染病疫情和它们可能重现的时间，西班牙流感地位特殊：它为我们提供了一个时间上非常接近的例

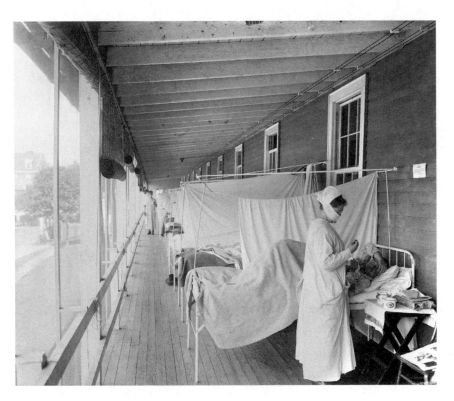

1918—1919 年西班牙流感流行期间，华盛顿沃尔特里德医院的流感病房。据估计，西班牙流感在全世界造成 5000 万 ~ 1 亿人死亡。

子，这与消散于历史长河中的黑死病之类的病魔是不同的。

1998 年，在我去参观前不久，斯瓦尔巴群岛的墓葬遭到侵犯，此事引起了巨大反响。这是一些想要从尸体中提取杀手病毒的基因组痕迹的研究人员所为。他们猜测冰冻保存了死者的组织和杀手的印记。其实他们更野心勃勃的希望是能够最大限度地找到病毒基因组的一些片段。但万不可低估任何偶然性。甚至还有一种近乎科幻似的想法，认为病毒可能被完整地保留下来，一旦被发掘，将"东山再起"，从发掘者出发，再次大开杀戒（这种担忧自从在拉美西斯五世的木乃伊上发现天花痕迹以后，就开始在人群中传播。而在那个案例中，显然病毒的基因组已遭到严重破坏，不可能"复活"并再次使疾病暴发，但对冰冻是否足以保存好病毒的传染力，依然存疑）。所以，挖掘是在采取了极为严格的安全措施的前提下展开的，以免挖出的东西与其他东西之间出现污染。不过，他们并没有获得任何预期的成果。原因很简单，尸体并不是埋在冻土层中，而只是埋在挖开了地面表层的地方，故而保存得并不好。

　　仅仅几年后，西班牙流感病毒的基因组被完整重建了。样本取自一名因西班牙流感死去的因纽特妇人（她的遗体埋葬在阿拉斯加永久冻土中），以及一些在疫情中死去的战士被保存于石蜡中的肺组织样本。2008 年，另一组研究人员甚至在 32 名尚在人世的疫情幸存者身上找到了抗体的踪迹。这些幸存者的年龄在 91～101 岁之间。随着年龄的增长，他们免疫系统

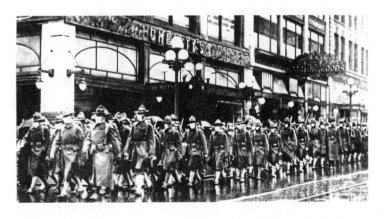

1918 年大流感席卷全球，一支全副武装的军队走过巴黎街头。

的记忆力也在逐渐减弱。当发现那些抗体依然尽职地作为人体堡垒的前哨，随时准备迎战病毒时，研究人员十分惊讶。

从这一角度来看，西班牙流感确实"特殊"。但它"特殊"到"前无古人后无来者"了吗？一切表明并不是这样。类似的流感是可能再次出现的，可能已经十分迫近。其他流感大暴发的记录：1957—1958 年，"亚洲流感"可能造成超过 150 万人死亡。1889—1890 年期间，同类流感也许已经开始传播，那一次死亡人数也几乎有 100 万之众，与 1968—1969 年的"香港流感"死亡人数相当。

无论如何，即便没有达到大型传染病疫情的感染面和致死率，流感始终是非常危险的。每年，"普通"流感影响着全球数千万人，导致 29 万～65 万人死亡，这主要是由呼吸系统并发症引起的，同时也因为流感提高了发生诸如梗死之类等心血管疾病的风险。面临最大威胁的是婴幼儿和老年人，但如果发生大流行，最受致命性打击的却是青年人，西班牙流感疫情恰恰呈现了这一点。为什么？这正是该疾病的另一神秘之处，部分原因是，岁数大一些的人，他们的免疫系统可能已经经受过类似病毒的"训练"，这些病毒在疫情早期就已经开始传播了。

事实上，每年流感受害者的人数都难以精确统计，因为即便是在最发达的国家，大部分的死亡仍然被归因于其他因素。斯特凡诺·普朗多尼是一位家庭儿科医生，同时运营着一个名为"不只是流感"的博客，致力于流感和其他一些疾病的流行病学研究。他对我们说："尤其是老年人和体弱者，他们往往是季节性流感的主要受害者，但他们的死因极少会经查实，一般都会归咎于流感导致其他疾病的加重，比如心脏病。这就解释了为什么我们没有意识到每年仅在意大利就有成千上万人死于流感。只需要观察每到流感季节就飙升的死亡率曲线，事实便跃然眼前了。"总之，我们应该注意到，尽管流感之于健康人，向来被视作一种"平平无奇"的疾病，但也会有身体状况极佳者因此丧命。

虽然我们一般把季节性的病症都归类于"普通流感"，但引起这些疾病的病毒却足以构成一个丰富多彩的"动物园"，十分值得深入探索。不仅因为这跟我们的性命息息相关，也因为我们甚至不能将它们定义为生物。它们形成和传播的机制令人着迷。

　　能够引起感冒的病毒分为三类：甲型、乙型和丙型。丙型病毒危险性较低，一般不会对健康构成较大的威胁，因此我们可以将它们排除在讨论范围之外。那么，主要来关注另外两类。我们必须进入一处崎岖之地，但这是值得的，只有深入神秘对手筑巢的幽深处，才能揭开它们的面纱。

　　甲型流感病毒又可分为不同的亚型，依据是在其表面发现的重要分子。它们是两种糖蛋白，即由蛋白质和碳水化合物组成的分子：血凝素（H）和神经氨酸酶（N）。我们已识别的血凝素有18种，神经氨酸酶有11种，每一种都由一个数字来标记。因此，不同的血凝素就被称为H1、H2、H3，以此类推，直到H18；而神经氨酸酶的类型的标记为N1、N2，直到N11。这些缩写可能令人头晕眼花，但对于追踪和识别敌人的身份是至关重要的。每种流感病毒的亚型都是由在其表面出现并决定其特征的血凝素和神经氨酸酶的缩写组成的（所以有 H1N1、H1N2、H2N1，等等）。

如果到这里为止我说明得足够清楚的话，你们已经掌握了将一种流感病毒亚型与另一种进行区分的关键，并且理解了为什么在每年的流感季节到来时，某些情况下医学界会严阵以待，而在另一些时候却认为大家不需要特别担心。

过去 100 年内引发主要疫情的病毒亚型已经被明确识别了，那就是导致西班牙流感疫情的 H1N1、"亚洲流感病毒"H2N2，以及别名"香港流感病毒"的 H3N2。斯特凡诺·普朗多尼强调："这些病毒引发的流感有一个共同特征，那就是起病急剧，这意味着会有大量的受害者，随后几年时间里会慢慢趋于常规，减小影响，但始终令人恐惧。"

所以，这些病毒已经展示了自己非常危险的一面。

2009 年春天，造成所谓猪流感的 H1N1 亚型病毒在隐匿多年后再次现身。

与西班牙流感一样的 H1N1……一个缩写就使人回想起

可怕的过去。地球各处，人们的免疫系统会如何反应呢？这个疑问让世界在不断升级的警告之中屏住了呼吸。终于，世界卫生组织宣布了21世纪的第一场传染病大流行。可是，当可怕的灾难并未应验，经历恐惧后的人们开始疑惑，随之而来的是围绕该国际机构是否为了自身利益而夸大其词的激烈争论。

那么，到底发生了什么？发出警告是错误的吗？

普朗多尼的解释是："真相是，人们忘记了过去的教训。最近的一次疫情，香港流感，已经过去40年了。这段时间里，人们遗失了用以正确理解事件和'风险'一词所必需的知识包。当然我们不能像1918年的人们一样，把2019年的H1N1定义为一种大规模杀伤性武器，但它也绝不是一种普普通通的病毒。它导致了许多生命的逝去，重症病例的数量也相当大。这些病例不得不接受长时间的重症监护，依靠机器维持生命，比如通过体外循环确保肺和心脏得到休息的机器。"

据估算，全世界的受害者在 30 万～40 万之间，因此看起来这次疫情与"普通流感"并无不同，但其实两者却有一个本质上的差异：这次疫情的死者中有五分之四在 65 岁以下。就像我们前面提到的，这是一种病毒引发疫情的标志，主要受到致命袭击的并不是老年人；而对季节性流感来说，他们却正是主要猎物。

所以我们不应该低估猪流感，负责维护公共卫生的机构发出警报是完全合理的。由于许多不能完全明确的原因，它的表现并没有像原本应有的那样致命。也许是除了赋予其名称的 H1N1 分子之外，病毒的其他特征使其没能成为特别致命的传染性因子。也许是人体内还保存着一种"免疫记忆"，帮助自己有效抵抗了新的传染物。也许是有其他环境因素的影响。但这些都是不可预见的。假如更极端的担心被证明是正确的，又该怎么办？

当火情发生，人们会离开建筑物并呼叫消防员，即便并不存在那么多的易燃物，事情的结果也可能不会太糟。

2009 年之后的几个流感季，旧病毒 H3N2 又开始流行，许多老年人成为受害者；同时 H1N1 还在活动中，它与前者交替统治，继续俘获它的猎物，对更年轻的人造成影响（虽然其造成的死亡数量要小于 H3N2 占主导的流感季）。

另一类在人群中普遍传播的流感病毒属于乙型流感，分为两种族系：乙型 Yamagata 系与乙型 Victoria 系。它们的危险系数相对甲型病毒要小，因为不具备引发大流行的潜力，但无论如何还是不能低估它们。2017—2018 年的流感季证明了这一点，那一年它们与 H1N1 病毒共同成为主角，不仅创造了感染人数的最高纪录，且重症患者的年龄跨度也是最大的，从幼童到老人无人幸免。

今天为了抵御流感，我们可以做些什么？有一些抗病毒药物可以缓解症状，特别适合有发生严重并发症风险的病人，例如有呼吸系统问题的患者。但最好的策略还是预防，尤其是通过疫苗接种的方式。

流感疫苗需要每年重复接种，原因有多种。第一，流感病毒具备非常快速的变化能力，每一季出现在免疫系统面前的病毒都有可能与之前大不相同而令其无法识别。这个概念有些复杂，但十分重要。问题在于，H 和 N 分子天性多变。比如 H1 糖蛋白极容易发生细微变化，所以尽管仍是 H1，对于我们的免疫系统，却可能完全是一张生面孔，其他所有的 H 和 N 也都是一样。要搞明白这个问题，我们可以想象所有 H1 的集合就等同于动物世界中各种种类的狗。某一年，免疫系统记住了一种病毒，它携带的 H1 分子对应一只腊肠犬。可到了第二年，该病毒再次出现时带来的却是一只京巴。两次来的都是 H1 分子（也就像我们说的，一只狗），但我们的免疫系统无法将第一种与第二种联系起来并做好准备，这是可以理解的。对于所有的 H 和 N，情况都是如此。

还需要做一个重要补充，由于同样尚不明确的原因，一支疫苗的保护通常只能持续数月，也就不可能延续到第二年。

流感病毒让专家们陷入了永不休止的棋局，我们永远无法将病毒的军，却总是受制于它。由于这季节性的疾病总在较冷的几个月蔓延，事情就更加复杂了，因为北半球的冬季过后，我们所谓的夏季正是南半球的寒冷季节……这就像在查理五世的日不落帝国，流感季对我们也总是不离不弃。

在世界上的 100 个国家分布着等数量的监控中心，常年监控着流感病毒在该地区范围内的传播。值得注意的情况会上报到世界卫生组织设在伦敦、亚特兰大、墨尔本、东京和北京的五个中心。各中心的负责人每年在由世卫组织召集的磋商会议上碰头两次，根据相关数据预测可能在下一个流感季流行的病毒变种，做出有关疫苗成分的建议。这些信息由各个国家和地区接收，但对于需要用疫苗进行防御的流感病毒类型，各国拥有最终决定权。流感疫苗的基础配方是不变的，仅针对 H 和 N 亚型分子和预期在当年流行的流感毒株相对应的变异部分进行更新。于是，及时准备有效的药物始终是一场与实践的竞赛。

世卫组织的会议在二月召开，以便为北半球的秋季做好准备，九月的会议则是为了能在南半球的寒冷季节到来前分发疫苗，而这对应的时间是北半球的夏秋季节。"经典的流感疫苗一般针对两种甲型病毒和一或两种乙型病毒提供保护，但因为很难精确预测病毒的发展，并不是每年的疫苗都会同样有效。有时它的保护令人满意，有时却不尽如人意，但总而言之，不会全然无用。"普朗多尼说。

疫苗之外，我们抗击流感的武器也已经崭露头角。微生物主要依靠空气传播，或是我们触摸了沉积微生物的物体表面，然后通过手口传播。因此，经典的建议是打喷嚏时遮掩嘴巴，尽可能使用肘部，避免污染手掌而后再接触到其他表面。另外经常洗手也是好习惯。这些自然是应该遵守的实用建议。我不禁想起了多年前偶然看到的一段精彩的视频，用图表展示了打喷嚏时发生的事情……看似微不足道，但实际上形成一个喷嚏需要收缩全身数百块肌肉，使空气和唾液及鼻腔黏液的液滴以高达 160 千米的时速喷射出来……这些飞沫数量庞大，可达40000 个。那些最大的、可见的，不会走得太远，两到三米。但那些微小的、不可见的，却可以走得很远，在适当气流的帮助下甚至可以达到 40 米开外的地方。每一个飞沫都携带着无数病毒，最终落在外套、衣物、头发、面部及每一个在场的物体上……假如你与感染者同处一个封闭空间内，很难想象你可以躲过与病毒的亲密接触。

　　让我们回到流感和它可能消灭我们的能力上。我们已经看到，这很大程度上与新病毒毒株的出现有关。那么新的毒株是

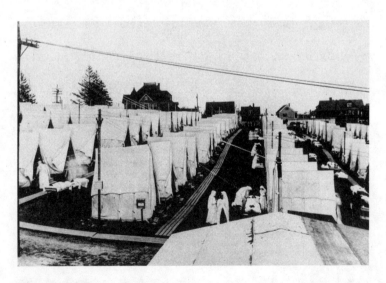

1918 年大流感时期的隔离病房。

如何出现的呢？这与诸如鸟和猪这样的动物有关吗？

事实确实如此。鸟类，尤其是野生鸟类，诸如野鹅之中存在着流感病毒的宿主。18 种 H 分子和 11 种 N 分子中，只有 H17、H18、N10 和 N11 不是起源于鸟类（而是蝙蝠……）。幸运的是，能够人传人的是只有携带了 H1、H2 或 H3，以及 N1 或 N2 的病毒。其他许多表面存在另外的 H 与 N 分子组合的病毒确实可以感染人类，但不能人传人。

例如，2003 年起始于亚洲东南部的禽流感属于 H5N1 型。最初病毒在大型养鸡场的帮助下在亚洲传播，后来又传播到全世界。数以亿计的鸟类被感染，人类中也出现了几十个受害者。不过，病毒的传播似乎只是从鸟类直接到人，并没有出现人传人的情况。

一种在鸟类体内"装配"而成的流感病毒可以变成会人传人的传染源，但往往需要第三类生物的介入：猪。普朗多尼告诉我："猪有在体内将自身携带的病毒与鸟类病毒以及人类病毒结合的能力，制造出跨物种传染源，从而实现人传人。如此，病毒在进入人体后可能再度出现变化，产生像1918年的西班牙流感病毒一样强大且致命的传染源。"

根据一些估算，考虑到全球人数的增长，像1918年那样失控的流感大流行在今天可能会造成1.47亿人死亡。可是，疾病的潜在受害人数很难计算，因为这不仅取决于病毒的致死性，也与环境条件息息相关。三名澳大利亚原救援工作人员最近进行的一项研究详细评估了这一因素。还是用西班牙流感的例子来帮助我们理解原因。在第一次世界大战期间，战乱、大量的人口流动，以及全球性的营养不良无疑增加了受害者人数。落后的医学知识也会导致采用错误的治疗方式。

今天又会如何呢？人们肯定比一个世纪前更健康，饮食条件更好，拥有更先进的医疗手段，但是糖尿病和肥胖这类慢性病的普遍出现，也可能使感染情况复杂化。聚集着千百万人口的大城市可以成为病毒传播的绝佳容器。并且，世界人口逐步老龄化，假如流感除了影响年轻人，还对老年人产生严重影响，后果将不堪想象。

"幸好，我们再次面对西班牙流感疫情这样的紧急情况的概率并不是很高。但并不能排除可能性。我们必须准备好面对它，就像我们需要知道地震或火灾发生时需要做什么一样。重要的是，每个人都应该了解一场流感在正常情况下和特殊情况下可能带来的风险，因为对疫情的恐慌和无措是病毒的最佳盟友。"普朗多尼说。

我们永远无法摆脱对流感的担忧吗？现在，我们正在寻求研发一种广谱流感疫苗的方法，至少针对所有甲型流感病毒，使人们不需要每年生产新的药物。这种疫苗被冠以一个野心勃勃的名称——"通用流感疫苗"。科学家使用强大的计算机程序寻找可能存在的抗体，用来对抗病毒中从不改变的部分。有猜测认为，我们的身体已经生产出少量此类抗体，因此疫苗的目标是增加其数量，从而每年都能有效抵抗感染（生理自然产生的数量显然太少）。这样的方案可以解决一个大问题，那就是每年必须"猜测"将会流行的病毒，使疫苗更有效（如我们所见，每年的疫苗效果并不相同）。

所以，也许有一天，我们会拥有一种无所不能的武器，不需要再担心被我们近乎亲切地称为"普通流感"的疾病伤害。但目前，我们还不能淡然处之。

LE GRANDI EPIDEMIE

抗生素

伟大的对策

LE
GRANDI

E
PI
DE
MIE

在西班牙流感的例子里我们已经讨论过，对地球上的微生物来说，不存在界限。事实证明，它们已经准备好跟随我们进入太空，尤其是在国际空间站，已经分离出 105 种细菌。毕竟，宇航员怎么可能将数以亿计的微生物全部留在家里？而且就像我们马上要说到的那样，它们还是每个人身体的重要组成部分。你们想想，空间站投入运行已经 20 年了，前后有 200 多人到访……

使人不安的是，在空间站的厕所和健身房分离出 5 种"特殊"菌种：它们是多重耐药肠杆菌。这些细菌通常不致病，但可以导致新生儿或免疫力低下的人群患病。因此它们一般是造成院内感染的主角，其耐药性令人担忧。这类细菌是如何进入轨道的，这引发了许多疑问。一种意见怀疑是微重力条件有利于耐药性菌株的出现。考虑到漫长的空间旅行，还存在着一种风险，那就是出发时体格健壮如漫画中超级英雄一般的宇航员们，最终被传染病击垮，未能踏上他们最终的目的地，比如火星。

如果说太空中细菌对抗生素的耐药性是一个开放性的问题，那么在地球上它所代表的正是人类未来最大的威胁之一。佩鲁贾大学教授、传染病及儿科专家苏珊娜·艾斯波西托说："其危险性已是迫在眉睫。每年欧洲都会有数十万例对抗生素呈耐药性的感染，其中超过 3 万例，病人最终死亡。目前欧洲国家中，意大利的案例是最多的。根据预估，到 2025 年，欧洲将会有 100 万人死于无法用抗生素治愈的细菌感染；而到2050 年，该数据在全世界范围内的年均数量会达到 1000 万。"

不过，要做出准确预测是很困难的。一方面，一定程度上这取决于我们自己，取决于我们如何使用现有的抗生素，取决于研究人员研发新抗生素的能力。另一方面，当然也取决于细菌能以多快的速度发展其耐药性。

"目前，致死的主要原因是感染了一些相当常见的病毒，并且这种感染往往发生在医院内部。比如大肠杆菌和屎肠球菌都是常驻于人类肠道的细菌。但两者的某些菌株可能引起极为严重的感染，导致脑膜炎、肺炎或白血病的发生。金黄色葡萄球菌会侵袭皮肤、肺和骨骼，假单胞菌属细菌则会对肺部和泌尿道构成威胁。"艾斯波西托教授总结道。

其中最使人恐惧的情况是，一些自远古以来便困扰人类的细菌感染性疾病会卷土重来，变成完全的不治之症。这些强大的敌人拥有古老的名字：结核病、麻风病、鼠疫、霍乱、伤寒、梅毒、淋病以及其他一些性传播疾病。同时，也不能排除新的威胁，比如坏死性筋膜炎，它由链球菌感染引起。这种细菌会导致结缔组织迅速坏死，因其造成可怕损害的能力而被称为"食肉菌"。如果无法战胜它们，患者甚至会死亡。要对抗这些，还有其他许多疫苗无法预防的疾病，如果没有抗生素，我们将手无寸铁。

我们与细菌的关系很复杂，总体来说我们有些忘恩负义。我们所能做到最好的模式，是选择忽略这些单细胞的微小生物。与在地球生命历史上较晚出现的、用以构成诸如动物和植物的细胞相比，细菌的细胞类型是"低级"的，因为前者拥有细胞核，其中包含着DNA，而后者却没有内部的划分和隔室。但即便我们知道这个事实，也并不能改善我们对细菌的看法。但事实上，细菌才是数量占优势的类型。

根特大学的汤姆·冯·德·维勒教授是研究人与微生物之间相互关系的专家。他对我说："我们生活在一个微生物的世界中，而微生物本身也已经在我们和地球上所有生物的体内安营扎寨。其实，我们已经与这些微小的生命一起进化了几百万年。我们体内所有细胞中，90%是细菌细胞。我们人类在自己的身体中只占有一小部分。如果我们来看基因，影响就更为明显了：来源于我们体内所含有的细菌的遗传信息，比起来源于人类的遗传信息要多百倍。"

冯·德·维勒教授的研究小组从不同方面研究了我们与这些单细胞生物之间的关系。在我们聊天的实验室中，有一些圆柱体的容器，其中装着未知的有色液体，并与一堆缠结的试管相连接。为了尝试在人体外重建真正的人类肠道细菌博物馆，这是最理想的方式。这些细菌的总和大约构成了我们一千克的体重，但最惊人的并不是它们的数量，而是它们对于我们的状态，甚至我们是什么，竟有着如此广泛的影响。

"我们知道这些微生物为我们生产维生素，帮助我们消化，减少我们患病的风险并训练我们的免疫系统。最近的研究显示，它们甚至在我们排解抑郁和焦虑情绪的过程中也扮演着重要的角色。当然，为此它们做了什么，是如何做到的，这些还有待了解。"冯·德·维勒教授说。

所以，其实我们应该明白自己是由人类细胞与细菌细胞共同组成的（并且后者占绝对数量优势）。但是，我们一般只在生病时才想起细菌的存在。而在那种情况下，我们唯一的想法就是"给自己消毒"，用大量抗生素杀死入侵者。直到最近，在这一点上我们依然非常随意，在吞下神奇的药片之前，甚至都不会花心思确定一下引起我们身体不适的是否真的是细菌，而使用抗生素又是否正确。在对动物使用抗生素时，我们也同样漫不经心，导致在最近的几十年中，我们所使用的抗细菌药物数量巨大。

我们将会看到，人类正在为此付出极为高昂的代价。其实，就生存策略而言，细菌的手段绝不低级。持续使用抗生素无济于事，只能教会它们如何避免受到伤害。此外，我们盲目地与这些微小却必不可少的共存者进行战斗，却无法控制结果。正如著名的进化生物学家理查德·道金斯所建议的那样，即便是在疾病的治疗中我们也必须牢记，我们与微生物，以及与我们共享环境和资源的大大小小的其他生物体，都是同一个生态系统的组成部分。所以，即便是出于使人类免于疾病伤害的合法目的，我们对生态系统某个组成部分的任何干预措施都有可能引起完全出乎意料的结果。

我们所说的抗生素能够杀死细菌，或至少是阻止它们的繁殖。在发生感染时，抗生素可以阻止疾病的发展，并为免疫系统争取时间组织抵抗，在面对敌人时占据有利位置。但需要明确的是，它们不是万能的药物。其中一些物质能够通过破坏"壁"的方式杀死细菌。"壁"就像一个盒子，能够保护组成细菌的唯一细胞。这些"盒子"也有多种型号，因此某些抗生素可以对某些细菌起作用，但针对另一些细菌就必须使用不同的抗生素。（这就像一把钥匙只能打开一扇门上特定的锁，但对于使用结合式锁具的保险箱来说完全没用。）

另一些药物则可以阻止细菌发挥维持生命的重要功能（例如制造必需的蛋白质）。这种情况下每一种抗生素同样只对特定的细菌生效。使用错误抗生素的效果就好像用叉子喝汤或用咖啡勺切坚硬的糖果一样。

更徒劳的是使用抗生素来治疗非细菌感染疾病，比如典型的病毒性感冒。这和用石头来做救生圈一样，不仅完全无效，还非常危险。在由病毒引起的疾病中，最常见的是呼吸道感染，例如感冒。艾斯波西托教授说："呼吸道疾病的病毒感染通常会在四到五天内自愈，针对这些疾病最好的药物就是耐心。"或者，如科普作家、记者皮耶罗安杰拉经常开玩笑说的那样，我们可以通过服用大量 ACP[1] 来治疗自己。

---

[1]　即意大利语 Aspetta Che Passa 的首字母缩写，意思是等待自愈。

第一批抗生素的天才创造者是……进化。其实我们并不是唯一有理由担心细菌的物种，需要保护自己免受感染的物种还有真菌，尤其是霉菌。据说，古埃及人已经使用霉菌来治疗某些感染。比如伊姆霍特普，他是一名近乎传奇的医生、诗人和建筑师，生活在基督降生前约 2700 年。他可能使用了发霉的面包来治疗皮肤感染。在中亚，医生会把大麦和苹果嚼碎，让其发霉，然后把这种膏状物敷在伤口上。中国人将发霉的大豆用于治疗。而在犹太圣经《塔木德》中，记录了将用水或枣酒浸泡过的谷物泥（因此充满霉菌）用作药物的情况。尽管有这些记载，但很难说清这些药膏中究竟含有哪种抗生素，而显然它们的效力是有限的，因为人类还在不断因细菌感染而死去。

致命的不仅是感染导致的疾病，甚至可能只是一个小小的伤口。在地面或任何工具上都可能存在破伤风细菌，它们会攻击神经系统，令肌肉萎缩，使人瘫痪，最终使感染者惨死。工作中或孩子们的游戏中如果发生小小的事故，造成了一个哪怕极小的伤口，只要其深度足够，细菌就可以长驱直入，控制人体。在战场上，发生破伤风合并败血症和坏疽的风险极高。这必然导致大量死亡：相比在战斗中直接死亡，更令人害怕的是受伤后因感染导致慢慢死去的可能性。

妇产科的情况也很糟糕。例如在 19 世纪中期，虽然分娩的风险系数始终极高，但维也纳综合医院登记在册的因生产死亡者数量之大，使得许多人毫不犹豫地选择在家生产。假如不得不去医院，那就需要祈祷自己去的是助产士产房，因为绝大多数的死亡病例都出现在有医生介入的产房中。

此事引起了匈牙利妇科医生伊格纳克·赛梅维斯的注意。正是他意识到，医生们冒失地从尸体解剖室来到产房，却不知道他们的双手沾满了来自腐烂尸体的微生物。这些微生物感染了产妇，她们首先开始出现严重的"产褥热"，随后因缺乏有效治疗而死去。

赛梅维斯要求医生在进入产房前对双手进行消毒，先前几乎达到 20% 的产妇死亡率下降到 2%。但赛梅维斯的行动为自己招来了大量的恶意，竟不可思议地使自己丢了工作，并最终死于精神病院中。直到后来人们确定细菌具备引起感染的能力，伊格纳克·塞梅维斯才逐渐得以正名，被公众视为英雄。而这种因与根深蒂固的观念相冲突而拒绝新证据或者新知识的态度也被称为"塞梅维斯效应"。

如今有一种针对破伤风的疫苗，但还是存在大量无法预防的细菌性疾病。能够减少一些担忧的是，至少在西方，几代人之前，分娩的安全条件已经远远超出了想象，手术的安全性很高，这很大程度上要归功于19世纪末开始的一系列科学研究。

1928年，苏格兰医生及生物学家亚历山大·弗莱明发现，他用来培养葡萄球菌的一个基板沾染了一种青霉属的霉菌，而在霉菌生长的地方细菌已不复存在。也就是说，弗莱明无意中在本应被细菌覆盖的表面基板上制造了一片无菌区。弗莱明曾在第一次世界大战中当过军医，见证过伤口感染的可怕后果。他开始有意识地培养青霉属的几种霉菌，直到发现其中抗菌效力最好的一种：盘尼西林（青霉素），并开始大规模生产。

随后的一场悲剧向世界证明了这种药物的有效性。1942年

11 月 28 日，在波士顿一家名为椰树林的夜总会，人们正在庆祝感恩节。聚集的人群超过了 1000 人，是酒吧原定承载量的 2 倍多。然后一个小小的火花演变成一场恐怖的大火，造成约 500 人死亡。一些幸存者接受了创新的治疗手法，包括使用青霉素处理伤口以预防葡萄球菌感染，这类感染在相似的病例中很常见。该药物大获成功，促使美国政府开始对其大量生产。

　　之后在第二次世界大战中，盘尼西林被广泛用于伤者的治疗。到战争结束时，更是获得了"神药"之名。1945 年，弗莱明获得了诺贝尔医学奖。共同获奖的还有霍华德·华特·弗洛里和恩斯特·伯利斯，他们在分离和提纯具有抗生素作用的物质方面发挥了关键作用。

　　随后的 10 年中，又有其他具备杀菌能力的分子加入"神药"的行列，尤其是链霉素、氯霉素和各种四环素，它们都是细菌的产物（因为在细菌内部也会相互竞争，为了在竞争中武装自己，它们展开了真正无所禁忌的"军备竞赛"）。抗生素的时代大规模来临了。

不过细菌们也迅速展开了抵抗。1959 年，在引入四环素仅仅 9 年之后，一种志贺氏菌（一种引起肠道感染的细菌）被发现产生了抗药性。从那时起，双方的攻防日渐白热化。1962 年的英国和 1968 年的美国分别出现了首例耐甲氧西林金黄色葡萄球菌病例，均发生在该药物投入使用后极短的时间内。

今天我们拥有 100 多种抗生素，其中大部分是在实验室中由公认能够干扰细菌生命的分子合成的。但与此同时，抗药性细菌成倍增长，构成了极为严重的公共卫生隐患。

要了解为什么一个由单细胞构成的、没有大脑的微小生命体竟能对抗人类大脑最天才的发明之一——抗生素，就必须了解这些迷你敌人是如何"工作"的。

细菌的繁殖方式非常简单：一分为二。细胞机制产生遗传物质的副本，然后细胞分裂，产生两个相同的细胞，每一个所携带的基因库理论上都与主细胞相同。这种机制有效性惊人。只需要两步，一个细胞就能变成四个，三步则能产生八个。30 代之后，一个细菌可以产生 10 亿个后代。

前面提到，抗生素生效的方式可以是对细菌造成不可修复的破坏，破坏其包裹结构（细胞壁或细胞膜）或者干扰其表面上的分子，使它们无法进入人体细胞造成感染。这些药物也可以阻止细菌复制，或者还有其他一些重要功能。所有情况下，如果细菌真的只能产生与自身完全相同的副本，那么它们就没有出路了。

但我们前面也说到，每一种细菌通过复制，可以"理论上"获得与祖细胞相同的基因库。但在实际中，基因库的复制机制可能出现"错误"，使子细胞的 DNA 与祖细胞略有不同。这样的情况相对罕见，但鉴于细菌能够在短时间内繁殖出无数其他细菌，那么那些不同的细菌数量也并不少。这时候就得碰运气了：大多数情况下不会有任何后果；有时候这会对细菌本身造成损害，可是在极少数的情况下会导致被抗生素用作靶标的分子发生变化，从而使抗生素在与该细菌及其后代的斗争中效力降低甚至彻底失效，使细菌得以毫无障碍地扩散开来。这就好像我们本可以用叉子吃的东西被换成了汤，叉子就完全没用了

（而要将叉子立即换成合适的汤勺并不简单）。

　　这还不是全部，因为微生物拥有更精锐的武器。虽然细菌不进行真正意义上的性交配，但它们可以互相结合并交换遗传物质的一些小片段。不同的片段可以从一个细菌传递到另一个，其介质可以是诸如一种能够感染它们的病毒。这种传递也可以发生在不同种类的细菌之间。只要这些片段中的一个包含抵抗药物所需的信息，游戏就结束了……我们被打败了。

　　此机制早已成熟：在北极的永久冻土中有一些可以上溯到5万年前的细菌。对它们的基因库展开的一项研究证明，其中的某些基因与我们现在认为具备抗药性的基因类似。由于在那个时代显然不存在我们使用的抗生素，为什么这些细菌会携带对抗它们的基因呢？一种显然的假设是，在细菌的栖身之地存在着某些天然抗生素，使细菌自然选择了这些基因。但不要忘记，导致获得某些基因变异的机制是随机的，所以即使没有抗生素也可以产生具有潜在耐药性的菌株。

　　不过相对拥有其他特性的菌株而言，它们并不具备优势。

可一旦使用抗生素，耐药性细菌就会越来越多，因为它们是唯一有可能生存下来的。它们会变得十分普遍，并开始传播，从一个人到另一个人。一旦一种细菌发展出针对特定药物的耐药性，就需要另一种药物来对抗它。但可用抗生素的数量是有限的，而开发新的抗菌治疗方法极其复杂。这就是开发新型抗生素非常困难而且速度很慢的原因。

由此可见，只在必要的时候使用抗生素是非常重要的，必须明确产生了细菌感染，因为抗生素对病毒是完全无效的。

当然，针对使我们生病的细菌选择正确的抗生素也是必须的。使用错误的抗生素没有任何好处，只是为微生物世界提供了一个完善自身抗药能力的完美训练场。另外，必须遵循服药的周期，保证没有细菌能够幸存并进化出防御能力。

总而言之，必须合理使用抗生素。但也要避免极端对立的行为，也就是在需要使用抗生素时不使用它们。细菌感染是危险的，未经治疗的中耳炎、被忽视的肺炎，一旦任其发展都有可能致命。

LE
GRANDI

E
PI
DE
MIE

结核病
并不浪漫

*

*

LE
GRANDI
E
PI
DE
MIE

2010 年，一名 35 岁的男子在巴塞尔散步。除了不时的几声咳嗽以外，他看起来完全健康。考虑到该男子刚刚结束了一段相当漫长的旅程，从中国西藏回到瑞士，身体稍有些虚弱也不会引起过多怀疑。他正在等待自己的庇护申请进入程序。接纳他的地方是一座城市的郊区，从那里可以看到与德国的边界和一座有河流穿过的大型公园，这是家庭散步或周末慢跑的理想目的地。他曾停留过的避难营与漫长旅程中任何一个临时借宿之所一样，似乎坐落在另一个星球上。只不过，在这旅途中的某个地方，他接触到的某种东西此刻正在其体内繁殖：一种结合分歧杆菌，结核病的病原体。

疾病被确诊后，医生发现了一些令人不安的情况：在患者的肺部有一种细菌，对所有用于治疗结核病的抗生素均具有抗药性。在世界上的大多数地区，这种发现等于对患者判了死刑。但瑞士处于医学研究的最前沿，当时正在研发一种新的治疗方法。鉴于病例的严重性，他们决定将其用于该病人。这是眼前可以看到的最后的希望，要成功意味着需要跨出艰难的一步。

　　该患病男子在达沃斯的医院住了很长时间。这是一座阿尔卑斯山区的小城，曾是抗击结核病的科研中心。在这里，托马斯·曼陪伴了自己生病的妻子，然后写下了以此地为背景的小说《魔山》。那时候，小小的村镇住着几百个居民，以及数千个病人。今天的氛围已经全然不同了，小镇成了度假者的天堂，但位于高海拔处的诊所依然展示着这里与过去的联系，那名西藏归来的男子正在那里与结核病搏斗。乍一看，它似乎是一座栖身于密林之中的大型山区酒店。但建筑转角处的一间房间是专为令人担忧的患者设置的，配备了不同寻常的安全措施。例如，它的通风系统可以过滤空气并调节压力，使房间内的微生物无法到达外部。

2013 年 3 月，疾病似乎终于被打败了。病人出院了。可是仅仅几个月后，他又开始出现不适，原因很快就找到了：一些细菌在治疗中幸免于难，甚至对新的治疗方法产生了抵抗力。医生们没有放弃，再次尝试了一种新的实验性治疗方式。这一次，依然有一些细菌产生了抵抗力。医生能想到的唯一办法就是切除患者的部分肺部，以减少其体内存在的传染性病原体数量，并希望能够击败残留的病原体。可是，由谁、在哪里给这样一位传染风险极高的患者进行手术呢？最终在极其严格的安全控制之下，在洛桑为患者实施了手术。2015 年，经历了长达五年艰难的侵入性治疗，患者宣布康复。现在他的状况不错，虽然由于肺部的部分切除，他再也无法回到青藏高原了。

为我讲述这个令人不寒而栗的故事的，是巴塞尔大学的微生物专家塞巴斯蒂安·加涅克斯教授，他也是瑞士热带疾病与公共卫生研究所结核病研究中心的负责人。在我与他见面的那座迷人的古建筑中，藏着一个三级生物安全实验室。加涅克斯教授和他的团队正是在那里研究结核菌是如何产生抗药性的。三级生物安全实验室仅比四级低一个级别，而后者则是最高级别的，用于研究被人们认为更加危险的病原体，比如引起埃博拉疫情的细菌。

要到达这个实验室，首先要经过一个准备室，研究员们在那里穿上像太空服一样的一整套防护服，有时我们会在电视里看到：这是一种白色的全身连体服，配有口罩、眼镜、手套和鞋套。透过一面密封的玻璃窗，你可以看到研究员们怪异的形象。他们穿着这身行头穿梭在各种工具之间，手上拿着透明的塑料基板，不难猜测上面正生长着致命的细菌。实验室里的任何东西都无法摆脱这些细菌，除非经过高压灭菌，也就是用极高的、足以杀死任何生物的温度进行处理。高压釜有两个门，用于装填的那扇门位于实验室内部，一段时间后再通过外部的门将里面的东西取出。

加涅克斯教授向我解释说："来自西藏的病人身上所发生的可怕故事告诉我们一件非常重要的事：虽然现在绝大多数

的结核病病例在没有严重并发症的情况下都可以治愈，但超级耐药菌甚至可以在治疗的过程中迅速发展，即便是在瑞士最先进的医院这样的安全条件之下。这一事实对我们所有人的生命都构成威胁。"根据世界卫生组织的说法，地球上约四分之一的居民，也就是将近 20 亿人，体内都携带能引起结核病的细菌。因此，说"所有人"绝不是夸大其词。幸好，其中只有 5%～10% 的人会真正发展成疾病。目前，全球每年有1000 万新发病病例，导致 160 万人死亡。"结核分歧杆菌是造成受害者最多的病原体，甚至超过了 HIV。"罗马拉扎罗·斯帕兰扎尼传染病医院结核病实验室协调员迪莉娅·格莱蒂伤感地说。

如果说在瑞士治疗的这起超级耐药感染案例还只是罕见的个例的话，那么对一种或多种抗生素产生耐药性的感染每年会出现 50 万例，在苏联的一些国家尤其常见。随着苏联的解体，以及经济危机所导致的医疗体系状况恶化，这些国家在这个问题上不幸地取得了领先。

　　针对"普通"结核病，治疗方式一般是同时服用几种药物
至少 6 个月时间，但事实证明，要持续规律地获得药物，尤
其对身处困境的人来说，是相当艰难的。这导致许多人不得不
间歇性进行治疗。这就为细菌发展抗药性提供了非常理想的条
件。而由于人们必须挤在封闭的房间中以保证温度，分歧杆菌
得以轻易地从一个人传播到另一个人（它通过飞沫在空气中传
播）。在人员密度高、卫生条件恶劣的监狱中，药品的供应也
很难得到保证。而在一些已经被其他病原体削弱了免疫力的人
身上，感染更是找到了一片用以滋生的肥沃土地。尤其是艾滋
病患者，他们身体内的 HIV 病毒也在不断传播，这在有毒瘾
的罪犯中相当普遍。所有这一切都为今日我们所面对的真正的
公共健康危机奠定了基础。在世界上的一些地区，耐药菌的比
例甚至超过了 20%。

　　"'结核病细菌的耐药性是怎么引起的'这个问题已经存在
了相当长的时间，我们还不能说自己已经完全了解了这个现
象。就在不久前人们还认为耐药性的发展也会对细菌本身产生

负面影响，比如人们猜测这可能会影响其繁殖能力。于是人们
指望着将某种抗生素停用一段时间，就可以使环境中对这种抗
生素产生耐药性的细菌消失：只需等待对药物敏感的细菌重
新自然占据主导地位。遗憾的是，我们现在已经知道事情并不
是这么简单。经验证，细菌可以进化出极强的生存能力，同时
保留其耐药性，也就是说当人们停用抗生素时它并不会消失。"
塞巴斯蒂安·加克涅斯教授对我解释说。所以，一旦耐药结核
分歧杆菌菌株在环境中占据优势，就很难再改变这种情况。我
们所能做的只能是更好地了解敌人。

　　在巴塞尔的实验室中，人们研究在有药物和没有药物的情
况下结核菌是如何进化的。从一代到另一代细菌的每一次变化
都被研究员追踪并且仔细地记录下来。他们还将不同的菌株放
在同一块培养基上繁殖，使它们互相竞争，来识别最终获胜的
细菌并确定其制胜的特征。然后，得益于与耐药性普遍存在地
区研究人员的合作，人们还将细菌在受控实验室条件下的行为
和演化与其在患者体内的行为进行了比较。最终的目标是找到

一种方法来提前识别具有高度传染性和超强耐药性的细菌。这样，具有潜在高风险感染的患者就可以被识别出来，并在细菌有机会表现其所有可怕的破坏力之前得到适当的治疗。

即便是最容易治疗的结核病也依然是一种危险的疾病。很长时间以来，这种疾病导致死亡的能力一直非常突出。也许分歧杆菌在人类最早的城市诞生之初就已经从牛传到人类并开始传播，而城市生活使得人与人之间和人与牲畜之间的接触更为紧密，使病原体能够轻易传播。

迪莉娅·格莱蒂对我介绍："结核菌进入肺部，在那里引起免疫反应，免疫系统会用自身的细胞将其围绕和包裹起来，从而抑制它的复制。在这些被称为肉芽瘤的针头大小的胶囊中，病毒的能力被削弱了。但有的时候，特别是在免疫系统被暂时性削弱的时候，病毒会借机反攻。这种情况往往是由于被感染者身体比较虚弱，抑或其他疾病的出现，例如肿瘤；再或是必须使用会削弱身体防御力的药物，比如用于治疗风湿性疾病或者慢性炎症性疾病的药物。我们可以想象肉芽瘤是用于关押俘虏的堡垒,而在这时,细菌能够从中逃出,破坏肺部细胞,形成放射学专家所说的肺部空洞。"

随后从肺部出发,细菌将血液和淋巴管作为高速公路,能够到达所有器官。例如会发生骨结核,在骨骼上留下清晰的征象。研究人员已经在可上溯至 6000 年前的人类遗骸中发现了这种迹象,其中有多个埃及木乃伊,包括著名的"格兰维尔博士木乃伊"。这是第一个接受尸检的埃及木乃伊,正是由奥古斯都·博齐·格兰维尔博士(1783—1872)在 1825 年完成的。

在印度的文献中关于此病的记载可以追溯到约 3300 年前,中文的记载则出现在此后的 1000 年。希腊人当然也熟知这种疾病,公元前 5 世纪到公元前 4 世纪之间,希波克拉底认为这是一种致命的疾病,将其称为"Phthisis",详细追踪了疾病的症状,甚至还指出了该病引起的特征性肺部病变。10 世纪,又一位伟大的古代医生对该病进行了记载描述,那就是波斯人伊本·西拿,在欧洲他被称为阿维森纳。但结核病真正的爆发出现在 19 世纪。据计算,19 世纪初期,英国每四名死亡者中就有一人死于结核病；而 100 年后，这个比例在法国仍然达到六分之一。在意大利和世界其他国家，情况同样糟糕。工业革命和城市化所带来的人口聚集很可能再一次推动了疾病的暴发。

疾病获得了许多不同的名字，除了肺结核，还有痨病、肺痨或者"世纪病"等。它屠杀穷人，但也成了一种从某种意义上来说有些浪漫的疾病，正如它的一个昵称所谓：生存之痛。死于肺结核的有威尔第笔下《茶花女》中的维奥莱塔（当然还有小仲马《茶花女》中的玛格丽特，威尔第的歌剧正是改编自这部作品），还有普契尼歌剧《波希米亚人》中的咪咪。乔瓦尼·维尔加的小说《真老虎》中，主角纳塔被这种疾病折磨致死，而杀死这位意大利现实主义大师笔下的平民英雄们的，亦是这最平凡的疾病。小小的恶魔带走了斯托夫人的小说《汤姆叔叔的小屋》中小天使一般的伊娃，陀思妥耶夫斯基《罪与罚》中的卡捷琳娜·伊凡诺夫娜，以及许许多多其他的文学角色（顺便说一句，既然我们是在讨论文学中对疾病象征性的运用，不妨也提一提埃米尔·左拉的娜娜那悲惨的死亡，尽管并不是肺结核造成的。这位美丽却不幸的女性最终死于天花的摧残）。回到结核病本身，在现实生活中，它也造成了弗雷德里克·肖邦、安妮·勃朗特和艾米莉·勃朗特、安东·契科夫及无数其他人的死亡。用关键词"结核病病例名单"在网上搜索，很快就可以了解其传染范围之广。

艺术作品诗意的一面一定程度上掩盖了疾病的邪恶，让乔治·拜伦甚至说出："我希望因结核病而死。"很抱歉，我不同意这位伟大诗人的想法，实际上也很少有人这么想。在引入有效的治疗之前，结核病患者会被缓慢而无情地消耗殆尽，瘦骨嶙峋，精疲力竭，因不可抑制的咳嗽而颤抖，最终大多数人吐血身亡。这样的死法完全不值得羡慕。唯一能合理化拜伦的想法的理由，是在那个年代其他的死法并不见得更好。大部分人会因为其他同样毁灭性的疾病而死去，又或者死于战争的创伤，正如发生在英国诗人身上的那样。而在托马斯·曼的《魔山》中，清楚地记录了结核病人悲剧的一生。他们人生和青

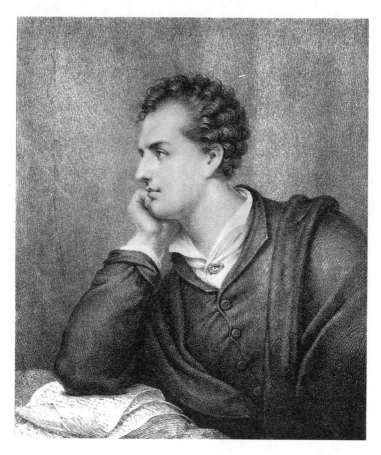

美国画家伦勃朗特·皮尔于 1825 年所绘的拜伦画像。

春的大部分时间消耗在山上的疗养院中，等待着希望渺茫的痊愈，抑或大概率会降临的死亡。

现在，达沃斯一家非常有趣的迷你博物馆展示了在抗生素诞生前，这些患者是如何被治疗的。第一批高海拔疗养院的建立是基于经验的：据观察，山区居民中结核病发病频率较低，这使人认为"良好的空气质量"具有治疗效果。但事实上，如我们所看到的，封闭且温暖的场所是有利于疾病传播的。因此，患者不得不裹着毯子长时间待在户外，即使天气非常寒冷。在保证充分的营养以及身体反应能力的前提下，有时候可以达到预期的治疗效果。但对许多人来说，这种做法无济于事，死亡成了疗养院的常客。

在达沃斯的博物馆中，可以看到患者们聊以度日的躺椅，旁边往往悲伤地倚着用来支撑他们憔悴身体的必不可少的拐杖。不过展品中令人印象最为深刻的是人工气胸设备。这种治疗技术是由意大利医生卡洛·弗拉尼尼提出的，并于1892年首次投入使用。具体方法是将气体注入两层包裹肺叶的胸膜之间的窄小空间。压力会使选定的肺叶（受感染影响更大的）衰竭，停止规律性的收缩和扩张。当时人们认为这种强迫性措施有利于疾病造成的损伤的恢复。当效果逐渐消失，则再次注入气体，使肺部保持"休息"状态，甚至可达两到三年的时间。

这一系列治疗方式会给患者带来很大的痛苦，却收效甚微。直到 20 世纪中叶，研究人员终于发现了三种能够杀死结核分歧杆菌的抗生素，也就没有理由再使用人工气胸了。这是一次真正的解放。可是很快，第一批抗药性菌株便开始出现。

如今在西方，结核病已经较少发生，即使偶尔出现，也不会引起公共卫生紧急事态。"由于发病极为缓慢，结核菌有可能长期潜伏在肺部，直到人体衰老导致免疫力下降，疾病才会表现出来。我们遇到的一些老年患者就是这种情况。"达沃斯医院肺病专科顾问托马斯·罗斯对我解释道。

另一些病例则要复杂得多。罗斯医生又说："最近几年我们治疗了三个极端耐药病例。幸亏采用了实验性的药物，并实施了部分肺部切除手术，三名患者都幸存了下来。"这三人中的一位就是本章节开头所提到的病人。

据世界卫生组织估算，2000—2017 年，抗结核病的抗生素治疗挽救了 5400 万人的生命。未来我们还将面对什么？

与结核病的斗争还将在至少两条战线上展开。其一是在该疾病依然盛行的地区找到遏制其发展的方式，使其在全世界范围内成为罕见疾病。战斗在 6 个国家尤为激烈，那里集中了现在 60% 的病例：印度、印度尼西亚、中国、尼日利亚、巴基斯坦和南非。其二则是要遏制耐药结核分歧杆菌的传播，改善现有疗法的使用，开发新疗法，并继续开展研究，以期充分了解病原体，从而找到它的新弱点。一旦超级耐药细菌不再是罕见的例外，我们所面临的风险将是无法承受的，要接受挑战的是我们抗击一种能够杀死千百万人的疾病的能力。

LE GRANDI EPIDEMIE

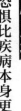

麻风病

恐惧比疾病本身更可怕

LE
GRANDI
E
PI
DE
MIE

1943 年，指挥官佩特罗·巴多格里奥代表意大利王国与盟军签署停战协议后，国家北部陷入内战。在法西斯主义者的支持下，纳粹分子不遗余力地加速对犹太人和对手的全面绞杀。然而，一段时间以来，热那亚一直处于一个名叫"德萨楞"（援助犹太移民委员会）的复杂地下组织的中心。据估计，该组织已经拯救了数万犹太人的生命。一群卓越人物引领着这个组织，例如飞行员马西莫·特里奥，而由普通市民、宪兵、军官、公务员和神职人员组成的群体则是它坚实的基础。

逃生路线十分复杂，安全地点至关重要。这其中，得益于医生和护士们的加盟，热那亚麻风病院脱颖而出。逃亡的犹太人和抵抗运动人士都能在这里得到庇护。因为，如果有什么东西甚至能够让纳粹停止他们疯狂而无情的搜索，那便是对麻风病的恐惧。这种恐惧如此深刻，令人窒息。它根植于人类的文化中，宗教经文、传说、史书、小说以及迷信故事，都在不断讲述它。即使到了 20 世纪 40 年代初，这种恐惧依然存在。在人类的整个历史上，没有任何其他疾病拥有同样令人闻风丧胆的恶名。

今天，每年在全世界约有 20 万新的麻风病病例，这意味着每天就有超过 500 人确诊，而其中几乎有十分之一是儿童。约 400 万人因疾病永久残疾。尽管这些数字会使人不寒而栗，但从全球范围来看，麻风病的发病率依然很低：每 1 万人中患麻风病的不到 1 人。根据世界卫生组织的说法，自 2000 年起，该疾病不再构成公共卫生问题。

在热那亚，这座曾经为被纳粹法西斯主义迫害的人们提供庇护的建筑物，如今是圣马丁医院的一部分，并设有皮肤病研究所。在这里，专科医生还在关注着感染了麻风病的患者。"麻风病今天不再被视作紧急医疗事件，而几乎被忽略了：即使在世界上的某些地方还不能完全忽视它的存在，但人们对它的兴趣始终很低。"他对我说。一如往常，面对一个从未被彻底击败的敌人，人们总想知道：他是否还能东山再起，重新强大起来？这个问题特别令人恐惧，因为引起麻风病的麻风分歧杆菌，与引起结核病的分歧杆菌同属。我们已经看到结核分歧杆菌发展耐药性的速度之快。那么，麻风分歧杆菌也有这个能力吗？

人类与麻风病的斗争起源于遥远的过去。在印度，人们发现一具 4000 年前的人体骨骼上保留着疑似麻风病留下的痕迹。当然，因为相隔数千年的历史，很难得出一个准确的结论。在地中海区域，该疾病最古老的证据之一存在于两副人头骨上。它们的主人生活在公元前 200 年左右，来自埃及的达赫拉绿洲。不过，瑞士和德国研究人员最近进行的一项研究表明，疾病很可能诞生于欧洲。这一次，多亏了一项振奋人心的调查，研究人员终于得出了结论。它在公元 400—1400 年这 1000 年内，从 90 位逝者的遗骨中提取的基因片段，重建了麻风分枝杆菌的基因库。

无论源于何处，人类的迁移和战争把这种分歧杆菌带到了世界各地。十字军东征中，甚至有一位坐在耶路撒冷宝座之上的国王也遭到了疾病的袭击。他就是鲍德温四世（1160—1185），以"麻风国王"的名号为历史所铭记。

即使麻风病不分阶级，但那些没有特殊资源的患者命运也会更为悲惨。由于没有最基本的治疗方法，一个社群可能采取的唯一防御措施就是远离病患。《圣经》就以几乎不容置疑的言辞认可这种孤立的存在。"身患大麻风灾病的，他的衣服要撕裂，也要蓬头散发，蒙住嘴唇，并喊叫说：不洁净了，不洁净了！"（《利未记》，13：45）

感染者必须蒙住嘴巴这一事实表明，当时人们就怀疑许多疾病是通过呼吸传染的，虽然我们将会看到，关于麻风病如何传播的问题还将困扰人类数千年。也要注意到，《圣经》对该疾病的描述并不准确。事实上许多世纪以来，大部分破坏皮肤的疾病都被归属在"麻风病"名下，包括一些毁容性肿瘤。

无论如何，在古代，世界各地的疑似麻风病患者若没有足够的财富可以保证隔离在自有居所中，就会被孤立起来，被迫搬到空旷的地方（以保证人与人的隔离），到达时必须摇铃示意。就这样，他们不得不生活在城市边缘所谓的"麻风病院"中。据统计，1100年在欧洲，如此悲伤的集中住所甚至达到了19000处，而那里的人们所能得到的帮助却极为有限。

随着美洲新大陆的发现，分歧杆菌也来到了新大陆，并迅速传播开来，造成受害者无数。在旧大陆，直到17世纪，该疾病依然很普遍，随后开始在各地衰退，但从未完全消失。也许隔离措施部分阻止了传染病的蔓延。又或许是进化使我们能够做出反应，产生自然选择，对该病具有抗性的基因变异得以广泛传播。现在世界上95%的人口对麻风分歧杆菌免疫，这意味着20个人中只有1个人对该疾病易感。因此我们所面临的挑战，一方面是保护这5%的人群；另一方面，病毒出现可怕的新形式并袭击所有人的可能性依然存在。

说回过去。几个世纪后，麻风病不再被认为是神圣诅咒，或是基督教所谓上帝降于人间的"测试"，以考验人类如何实践慈善精神。尽管如此，疾病的起源依然神秘。怀疑的目光甚至盯上了无辜的土豆，认为它是潜在的传播媒介。它自美洲大陆进口而来，而在那里它是何时成为美洲原住民的饮食基础，已无法追溯。但正是其遥远的起源和与被认为是劣等民族的人民之间的联系，引发了不信任感。

在欧洲，人们欣赏这种植物开出的优美白色花朵，却并不考虑食用它的果实，即使一种更开放的态度在饥荒横行的时代也许能拯救许多生命。那些块茎是留给猪吃的……还有囚犯。直到有一天，法国农学家安托万·帕门蒂埃（1737—1813）发现自己遭到普鲁士敌人的栅栏围困，不得不食用定量配给的土豆。帕门蒂埃发现了土豆作为军中膳食的营养价值，洗清了其作为传染病载体的污名，并且用"破界而出"、重获自由的土豆开发出无数令人垂涎的菜品。

排除了土豆的嫌疑，麻风病起源之谜依然存在了几十年。解开难题的是一名挪威医生，名叫格哈德·阿玛尔·汉生

（1841—1912）。为了向他的研究致敬，麻风病如今也被称为"汉生病"。在汉生的时代，麻风病在挪威还是个大问题。在他所居住的城市卑尔根周边，据估计每100人中就有超过1人感染此症。汉生致力于解剖病死者的尸体，在显微镜下对其组织进行极为精确细致的检查。

几乎在同一时间，伦敦医学科学院宣布麻风病为一种……遗传性疾病！汉生对此并不苟同，这使得他与同事之间矛盾颇深。而到了1873年，汉生医生在显微镜下观察了因疾病受损的皮肤样本，发现了一些微型的圆柱体……它们是细菌。他观测过的每个样本中都存在同样的细菌。1年后，也就是1874年，汉生宣布在那些细菌中找到了麻风病的罪魁祸首。

为什么一种传染病会被误认作遗传病呢？问题在于，麻风病实在是一种难以捉摸的疾病。汉生的同事们之所以坚信自己是正确的，是基于他们曾尝试感染志愿者甚至是自己，却未能成功的事实……今天我们猜测感染未曾实现的原因可能是，这些人恰好属于对该疾病不易感的人群。还需要考虑到，一般说

来，麻风病的传染需要与具备传染性的人长期亲密接触，这种
情况尤其可能发生在家庭成员之间。而从感染到发病之间的时
间是 1～20 年不等（平均为 5 年），疾病的发展速度也慢得气
人。如此的时间跨度，很难让人聚焦致命接触发生之时。

　　令人难以置信的是，麻风分歧杆菌的作用机制依然被许许
多多未知因素包裹着。造成这种神秘感的最大原因在于，至今
还没有人能够在实验室中将其培养出来。汉生失败了，一个半
世纪后，今日的研究人员也没有更加走运。疾病似乎是通过空
气从一个人传染到另一个，因为在疾病发展时细菌存在于人的
鼻黏膜中。可是这种传播并不容易实现，正如我们之前所说的，
被传染者需要与感染者长时间密切接触。除了被吸入，细菌似
乎也可以通过开放性伤口找到新的宿主。但是，该疾病不会通
过口腔、肺、粪便或健康的皮肤传播。疾病的病程也多种多样，
不总是显然的。"通常麻风病会始于皮肤损伤或者斑点，而皮
肤对这些问题并不敏感。最严重的情况下，会最终导致失明、
肢端坏疽即面部病损。幸好，即使是在最贫穷的国家，采用目

前可使用的疗法，疾病极少会发展到这一步。"强弗朗科·巴拉比诺用简略的语言为我总结了非常复杂的临床情况。

直到 1941 年，在美国路易斯安那州卡维尔麻风病院中才诞生了第一种真正有效治疗麻风病的药物。它是砜的一类，能够产生一种至关重要的分子，即叶酸，从而干预和阻挠细菌的繁殖。即便这种治疗的副作用及其给人造成的困难会持续多年，甚至是一生，但它还是第一次带来了希望之光，故而被称为"卡维尔奇迹"。

真正的转机出现在 20 世纪 60 年代初。人们发现了有效的抗生素，再加上不断优化的抗菌药，麻风病终于成了可以治愈的疾病。巴拉比诺说："这些药物需要服用六个月到一年不等，但实际上细菌在两或三个月后就会从鼻黏膜中消失，此时患者就不再具有传染性。当然，完成整个疗程是非常重要的，另外也建议每两年检查一次。这是因为，就像引起结核病的分歧杆菌一样，麻风分歧杆菌还可以在人体内找到庇护所，并潜伏在那里。定期检查可以识别出疾病卷土重来的苗头，并预防出现新的感染。"

　　既然麻风病已经可以治愈，麻风病院也就不再有存在的理由：病人们可以在专科医院接受治疗然后出院。在意大利，直至近期，在南部地区、诸岛屿、艾米利亚·罗马涅大区和利古里亚大区都曾出现麻风疫源，但地区性的暴发似乎已经消失，而因为长时间居住在疾病仍然存在的地区而患病的案例时有发生。不过那些"汉生殖民地"，也就是病人的永久居住地，却随着时间的推移保留至我们所处的年代。意大利最后一处此类场所关闭于 20 世纪 80 年代，而在欧洲和世界其他地方的某些偏僻之处，还有一些仍在使用。人们在疾病尚不可治愈时被感染，他们的身体承受了毁灭性的伤害，很难重新融入正常生活，既是因为脱离社会数十年之久，也是因为健康人对疾病的厌恶依然存在，这也许是最凄惨的一面。

　　仅仅是最近的 20 年内，就有 1600 万人接受了针对麻风病的治疗。而在 20 世纪 80 年代，每年还有数以百万计的新发病例。2001 年，这一数据为 76 万 3200 例；今天的数据则如前面提到的，大约是 20 万例。

巴拉比诺递给我一包药，告诉我这是其中一个用于治疗麻风病的用药方案。当我摆弄着这包药，不禁想起这些五颜六色的药丸背后隐藏着多少辛劳、研究和医学的历史，以及它们在数千年岁月长河中本可以减少多少无以言说的苦痛。但是，它们还能保持这种效力多久呢？

早在 20 世纪 60 年代初期，就已出现数例耐氨苯砜病例。这是一种从 20 世纪 50 年代起就被优选用于治疗麻风病的药物。同时细菌耐受其他药物的案例也时有发生。"耐药病例更容易出现在曾经治愈后再次复发的人群中，并且十分罕见。一旦发生这种情况，治疗就变得复杂多了，但幸好我们还有二级治疗方法，帮助我们应对感染。"巴拉比诺最后强调说。

跟随着与麻风分歧杆菌战斗的痕迹，也因为《超级夸克》节目的播出，我来到了洛桑联邦理工学院（EPFL）。这所理工学院坐落于城市边缘，就像一座高科技的岛屿。参观这里的实验室会让人产生一种眩晕感。那些进行着顶级科学研究的实验台无规律地紧挨在一起。不经意间，你可能就从致力于发现衰老基因的研究部门走到了研究胆固醇作用的部门（关于这一点居然还有许多事物有待发现，这实在令人惊讶）。我需要拜访的研究人员将我带到了一个三级生物安全实验室的玻璃窗外。这个实验室的等级与我之前参观过的研究耐药性结合分枝杆菌的实验室相同。

洛桑理工学院的生物学家克劳迪娅·萨拉对我说："在这里，我们尝试分离耐药性麻风分歧杆菌菌株。幸运的是，据目前的估计，该细菌的所有菌株中只有不到 10% 对至少一种药物具有耐药性，而在我们检验的所有菌株中，只有两种似乎对大多数的可用药物具有耐药性。所以说，截至目前，耐药性问题还不是一个卫生问题，疾病还是可以得到解决的。但我们不应该冒危机出现时措手不及的风险。"

如前文所述，迄今为止，还没有人能够在实验室中培养出麻风分歧杆菌，因此不可能在人工条件下研究其生命周期。这带来了巨大的限制，但并不能阻止研究人员专注于它的 DNA。

洛桑理工学院从在巴西接受治疗的患者那里获取了皮肤样本。在这个三级生物安全实验室中，微生物的DNA与受感染者的DNA被分离开来。随后，研究人员继续鉴定使菌株具有抗药性，也就是对抗生素作用不敏感的DNA特征。

这是一场前沿游戏，我们尚不知道它会带来什么，但我们不能不参与其中。即使事情似乎尽在掌握，也没有面临任何具体的威胁，还是有必要继续调查这个非常危险的敌人。当然，这只能由公立机构的研究人员来完成，因为没有私营企业有能力，或想要投资一个不能立即满足需求故而不能保证即刻收益的项目（幸亏如此）。

如果说在实验室中人们研究的是如何预防尚未成形的危险，那么在疾病最具威胁性的医院和小型诊所，人们身处与麻风病战役的最前线。世界卫生组织的目标是尽可能减少新的传染病例。《全球抗麻风病战略（2016—2020）》旨在将由麻风病引起的永久性残疾新病例数降至零，这意味着需要及早诊断所有新病例并随时启动治疗。现在即使在最落后的国家，采取治疗的情况也是令人满意的，依然是对疾病的恐惧本身在为传染病推波助澜。正是因为这样，避免对受感染人群的社会隔离是世界卫生组织的首要任务。"今天，最大的危险仍然体现在，许多人对这种病十分恐惧，将其视作耻辱的烙印，导致延误治疗。因为麻风病的发展是极其缓慢的，所以从被感染到首次接受治疗，可能已经过去了许多年。可能发生的情况是，感染者在一段时间内冒着传播细菌的风险，仍然与其家庭成员生活在一起。"生物技术学家强调说，他也在洛桑理工学院从事麻风分歧杆菌的研究。

尽管我们付出了这么多努力，遗憾的是，麻风病不在可以从地球表面完全消失的疾病之列。这种细菌可以感染除人类以外的其他物种。我们已经在犰狳的体内发现了它。在英国，也找到了被麻风分歧杆菌及弥漫型麻风分歧杆菌感染的红松鼠。后者是直到 2008 年才被发现的一个菌种。从遗传学角度来看，这个菌种与汉生氏菌极为相似，以至于最初人们考虑不单独将其列为一个菌种，而只是简单地将其视为麻风杆菌的一个菌株。弥漫型麻风分枝杆菌具有感染人类的能力，这一点已经得到证实，但在当时并没有引起警觉，因为它对用于治疗麻风病的相同疗法反应良好（虽然说找到一种能够引起麻风病的新菌种并不是个好消息）。不管怎么说，还没有出现从松鼠传播给人类的病例。

动物可能成为细菌的天然储藏库，这一点值得注意。因为如此，当人们将人传人的病例最终消灭时，某些人偶然感染该疾病，例如通过犰狳传播，其可能性将一直存在。也有一些人认为，麻风分歧杆菌甚至可以在土壤中存活。

总之，没必要自欺欺人：有些疾病不会从地球表面消失。但重要的不是这一点，而是人类应该知道如何保护自己免受袭击。

LE GRANDI

EPIDEMIE

鼠疫

『零号病人』存在吗？

LE
GRANDI

E
PI
DE
MIE

作为一名科学记者，我们的工作中会遇到许多难以想象的故事。积极的一面是，虽然会看到许多极为罕见的病例，但这对于更好地了解一种疾病的运作往往能够发挥至关重要的作用。但不好的一面是，这些故事通常也会令人胆寒。例如保罗·盖洛德的故事。

2012年，他59岁，曾经历了越南战争，彼时的工作是一名焊工。他与妻子居住在俄亥俄州的普莱恩维尔小镇。那里绿树环绕，自然环境优越，他的身体一向棒极了。他还拥有一只猫——查理，它常常在户外跑来跑去。可有一天，查理消失了一段时间。当它在一个周六的晚上回来时，神情痛苦，嘴里还叼着一只老鼠。保罗想要拿走那只老鼠，可查理却挣扎着咬了他，随后便逃走了。周日它再次出现，状态却更为糟糕，竟很快死去了。星期一保罗也开始感觉不适。医院为他使用了普通的抗生素，但没有效果。他开始狂躁，腋下的腺体肿得像橘子一样大。准确的诊断结果终于得出了：鼠疫。保罗失去知觉，陷入昏迷长达 27 天。与此同时，疾病正在发展：感染从淋巴系统传到肺部，最后到达血液。他的手指和脚趾肿胀发黑，进入坏死状态。

当保罗醒来时，医生们几乎不能相信自己的眼睛，因为就在前一天，他们还曾建议保罗的妻子考虑是否要取下那些维持他生命的设备。"理论上我本不应出现在这里。"保罗在发表于《卫报》的一篇文章中说道。但他几乎痊愈了。不过医生还是未能保住他手指和脚的一部分。对此，在同一篇文章中他也提到："要接受发生在我身上的所有事情并不容易，可我没有绝望，而是对能够活下来感到积极和幸福。患病前我每天工作 15 个小时。而现在我停止了工作，但仍然将制作猎刀作为我的兴趣。"除此之外，保罗还忙着给很多人讲述他的故事，让他们了解发生了什么，以便一旦出现症状就能立即向医生求助。

正当保罗为生存挣扎的时候，美国疾病控制与预防中心（CDC）的负责人们也进入了紧急状态。这个机构的任务是监控公共卫生状况，必须弄清保罗是如何患上鼠疫的。尽管过程看起来显而易见，但感染的原因仍有可能是被跳蚤咬了一口，或者其他一些必须得到验证的事情。在对猫的尸体进行分析后，事情似乎不存在疑问了：查理正是死于鼠疫，而导致其感染的微生物DNA与损害保罗身体的那一种相同。所以感染一定是直接从猫传播到保罗的。

既然如此，又是谁感染了查理（幸好，据调查，附近没有其他的猫或狗受感染）？关于这一点，事情变得没那么确定了。传染源可能来自某个小猎物，像是一只老鼠（也许正是查理叼回的那只老鼠）或是松鼠，或者来自一只曾经叮过受感染动物的跳蚤。

鼠疫在美国是一种在人群中非常罕见的疾病，但在野生动植物中却比较普遍。正如疾病控制与预防中心的宣教手册上所述，引起鼠疫的微生物似乎是在 20 世纪初以最为经典的方式从亚洲到达美国的：货运船只上那些如非法移民一般越洋旅行的老鼠。鼠疫最近一次在城市中暴发是在 1924—1925 年的洛杉矶。之后，由于城市卫生条件的改善，该疾病在市中心的疫情再未重演。不过，城市老鼠有时候会将微生物传递给它们居住在乡村的表亲以及各种野生啮齿类动物，比如草原土拨鼠。危害便形成了。时至今日，美国西部每年平均还会发生 7 例鼠疫。

"当然没有必要过于惊慌，除非您居住在鼠疫传染源仍在野生动物之间广泛传播的地区，否则像保罗·盖洛德一样被家养动物感染的可能性为零。尤其是在欧洲，自 19 世纪上半叶以来就再也没有鼠疫的病例了。而在俄罗斯的亚洲部分，土拨鼠等动物群体还在传播病毒，特别是 2013 年在高加索地区引发了一次疫情。"罗马的拉扎罗·斯帕兰扎尼国立传染病研究所传染病临床研究部门主任尼科拉·佩特罗西洛如是说。

但我们当然不能说情况不会发生变化。

一如往常，对过去的了解越多，越难搞清楚是什么对我们的祖先大肆屠杀。疾病的名称不会帮助我们太多，尤其"鼠疫"更是如此，因为似乎是惊慌失措又无能为力的人类倾向于用它来给许多降临到我们头上的卫生灾难冠名。（另外，相较于无法治疗和超高的死亡率，给疾病冠以正确的名字完全是一个次要问题）。

如前文所述，安东尼大瘟疫也许就是一次麻疹疫情。相反，在公元 541—544 年之间席卷拜占庭帝国，造成数百万受害者的可能确实是鼠疫疫情。历史上称之为"查士丁尼大瘟疫"。但最糟糕的还在后面。

1347 年，由扎尼别可汗领导的蒙古军队围攻了位于克里米亚（今天的费奥多西亚）的卡法热那亚殖民地。可是，部队又一次遇到了比躲在堡垒中的对手更加可怕的敌人。他们遭到了鼠疫的袭击。此外，在 1334—1346 年，疾病扩散到中国，造成 500 万人死亡，随后沿着自蒙古国流出的河流传

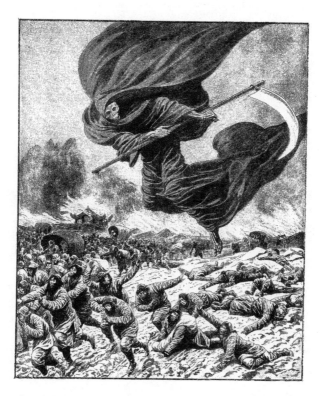

法国画报笔下的晚清鼠疫。

播到整个亚洲。

于是，入侵者被迫拔营，但在离开前仍对热那亚的敌人发动了致命攻击。事实上，扎尼别发起的是历史上第一场细菌战：他下令将受感染而死去的士兵的尸体扔到围城城墙之外。效果超乎想象。

在恐惧中，热那亚人放弃了克里米亚，登船驶向意大利。糟糕的是，传染源也随同他们上了船，并且一到达目的地就登陆了……它首先入侵了君士坦丁堡，然后是伯罗奔尼撒半岛，到达墨西拿并在西西里扩散。1348 年，疫情彻底失控：它征服了意大利、法国、西班牙和英国，接下来就是整个欧洲，长驱直入直抵莫斯科：蒙古人带来的灾难从不曾像这样，横扫了一整片他们未能全部征服的大陆。

瘟疫肆虐到 1353 年，其中前三年的情况最糟：据估计，在 1347—1350 年间，该病杀死了近 1/3 的欧洲人口，也就是大约 8000 万人中的 2500 万人……每 3 个人里就有 1 个患病死去。这是平均水平，但在托斯卡纳，死亡率似乎超过了

50%，也就是 1/2……

许多人尝试逃离被疾病控制的城市中心，这件事在文学作品中留下了深深的烙印。乔万尼·薄伽丘的《十日谈》应该就是在黑死病横行的年代写作的，故事的开头是 10 个年轻人为了在传染病和绝望之中寻求救赎而逃离佛罗伦萨（薄伽丘是一位敏锐的观察者，他的作品中对鼠疫和其他疾病都有着非常精准的描述）。可是不幸的是，这些寻求救赎的人实际上也造成了传染病的扩散。疫情区域的半径随着他们的脚步而扩大，如果他们选择步行，那么扩大的速度约为每天 1 千米；若他们坐船逃离，则日均增速甚至达到每天 40 千米。

瘟疫面前没有阶级：卡斯蒂利亚国王阿方索十一世与所有那些地主、医生、律师、农民和穷苦的百姓一样患病死去。杀人的不仅仅是疾病。孤儿突然被遗弃，大部分活跃人口瞬间消失所带来的社会崩溃，都使得死亡人数大幅攀升。

如此剧烈的动荡，让某些人认为瘟疫给中世纪带来最后一击，为文艺复兴开辟了道路。

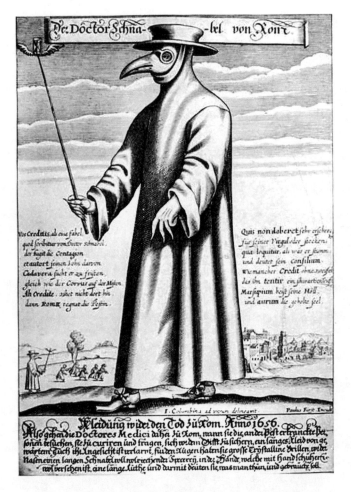

身着长袍，戴着特殊面具的"鸟嘴医生"，1646 年。久而久之，
银质长嘴面具成为鼠疫和那个时期医生的象征。

第一次大规模疫情中惊心动魄的几年过去后，疾病却并未完全远离欧洲，反而时不时重现：1478 年在威尼斯播下死亡的种子，一个世纪后又现身米兰。1630 年，悲剧在意大利北部重演，对当时的情况，亚历山德罗·曼佐尼在小说《约婚夫妇》里进行了描述。17 世纪，医生们开始试图穿着一种特殊的衣服来保护自己。一件涂蜡的长衫将人完全包裹起来，再戴上手套、帽子和一个带有长喙的面罩。这个长喙里装着薰衣草、百里香、樟脑和其他一些芳香物，目的在于"净化传播疾病的臭气"。医生们不会触碰病人，而是用竹竿掀起衣物，并在探视病人时保持安全距离。其实，即使不保持距离也不会有什么大问题：疾病征服欧洲以来，已经过去了 300 年，仍然没有人说得清楚是什么原因引起的。关于疾病是由"臭气"和"空气腐败"造成的这一假设，可以追溯至古希腊医生，但不幸的是，对疾病起源的研究中也混入了占星学，甚至还有人认为是与地震期间动摇的地面所释放出的气体有关。

曼佐尼所创造的人物中，堂·费兰特令人记忆深刻。他运用自己所有的哲学知识，辩称鼠疫并不存在，因为它既不是一种物质，也不能被定义为"偶然"。之后，他也染病死亡。在伽利略的科学方法尚未确立的年代，人们基于自然现象做抽象推理（也是由于缺乏恰当的调研工具），因此有人做出像堂·费兰特这样的推理也是必然的。

　　但是，许许多多的其他人对于疾病的传播原因却有着十分笃定的想法：这都是涂油者[1]的过错。而在恐怖和怀疑的气氛中，很容易就会被传染，可能只是在错误的时间靠近了一口井，或是在墙上倚靠了一会儿，正如古列尔莫·皮亚察的故事那样。他是曼佐尼写在《耻辱柱的历史》中一个残忍事件的主角。1630年6月21日，星期五，一个女人看见他沿着墙边走路，然后倚靠在上面。那些日子里墙壁上出现了一些奇怪的污渍，散发出一种神秘的物质，人们很快怀疑那就是能够传播鼠疫的"毒膏"。惊慌失措的女人马上报了官，皮亚察被认定为"涂

---

[1] 16—17世纪时期的术语，指一些在公共场合涂抹有毒的药膏主动传播鼠疫的人。

油者"，遭到逮捕和严刑拷问。显然他完全是无辜的，却不得不屈打成招，告发一个叫作吉安·贾科莫·莫拉的理发师向他提供了这种"毒膏"。严刑之下，莫拉也供出了其他人的名字，并牵扯出一整张完全杜撰的"涂油者"网络。皮亚察和莫拉受尽刑罚，最后被判处死刑。

　　鼠疫在欧洲游荡至1720年，最后一次疫情暴发于马赛。然后，最糟的时期似乎过去了，但仍没有人对这一切损失的起源有哪怕一点点的头绪。要搞明白这个问题，得等到1894年，那时疾病在香港凶猛地传播开了。彼时人类已经进入现代，路易·巴斯德已经为微生物学打下了坚实的基础，几位科学家决心绝不能失去这次查明鼠疫之元凶的机会。来自瑞士和日本的两位医生亚历山大·耶尔森和北里柴三郎几乎同时得出了结论：元凶是一种细菌，称为耶尔森氏菌（北里柴三郎为了纪念巴斯德，把它叫作巴斯德杆菌）。真正的"涂油者"终于浮出水面，它们就是作为宿主的老鼠以及跳蚤，通过跳蚤叮咬老鼠和人类的方式能够轻易地完成病原体在人与人之间的传播。

耶尔森氏菌可以引起三种形式的鼠疫。发生腺鼠疫时，微生物侵入淋巴系统，引起一个或多个淋巴腺炎症，致使其肿大，形成典型的腹股沟腺炎。患者还会出现高热、头痛、虚弱、畏光、疼痛和恶心的症状；假如细菌进入血液，会引起败血性鼠疫，造成血液结块，导致肢端坏死，就像保罗·盖洛德的情况那样。体内器官崩溃，如果不能及时治疗，患者会很快死亡；细菌也可能侵入肺部，形成肺鼠疫。肺鼠疫可能由腺鼠疫引起，但也可以通过咳嗽或打喷嚏直接实现从人到人的传播。假如不采取干预措施，结果往往是致命的。"幸运的是，今天我们可以用抗生素治愈鼠疫，如果在感染发生的几天内迅速采取行动，疾病不会造成任何后果。俄亥俄州患者的情况说明，等待将是极其危险的。然而问题在于，该疾病的早期症状很容易与其他疾病混淆，比如淋巴结肿大。在极少出现鼠疫病例的地区，不能及时做出反应的风险很高。"尼科拉·佩特罗西洛说。

俄亥俄州的病例告诉我们，即便到了今天，鼠疫也不是一种对过去的记忆。我们认为，鼠疫杆菌存在于除大洋洲和高加索地区以西的欧洲以外所有大陆的野生动物中。根据世界卫生组织的数据，2010—2015 年，全球共出现了 3248 例鼠疫病例，导致 584 人死亡。最近，在非洲、亚洲和南美洲均出现了小规模疫情。2017 年 8 月 1 日—11 月 22 日，马达加斯加鼠疫疫情造成 2348 人感染，202 人死亡。

鼠疫仍然存在，这一事实令人恐惧，恐惧又可能引起疾病的局部流行。但必须注意到的是，以上数据与过去几个世纪中人类所经历的灾难导致的伤亡数据相比，已经大幅减少。早在 1903 年，抗生素问世之前，在孟买暴发的一次疫情仅造成了 3% 的感染者死亡，致死率与中世纪相比减少了 10 倍。为什么会这样？

当然，我们的卫生条件得到了改善，人类与老鼠和跳蚤之间的共存关系也变得不那么紧密了。我们有有效的治疗方法和出色的警报系统来帮助我们抵御疾病。人们的健康水平提高了很多，鼠疫细菌与其他传染源发动联合袭击的可能性变小了。人们怀疑正是这种联合使得过去发生重大疫情时疾病的发展难以得到控制。

米兰理工大学生物化学家皮耶·乔治·里盖蒂认为自己找到了无可辩驳的证据，证明在 1630 年的疫情中正是发生了这样的情况。这项研究是通过一些软盘实现的。它们由一种被称为乙烯－醋酸乙烯酯共聚物的塑料物质制成，其中嵌入了带正负电荷的分子。当将软盘恰当地放置在某种材料上时，带电分子就会像磁铁一样吸引留在该材料上的蛋白质，包括许多年前留下的。在实践中，可以用这种方法从物体（例如一本书或是一件衣服）上"提取"沾染自接触物体的人手上的物质。接下来再通过一些其他程序把这些物质从软盘上再次分离，对蛋白质进行识别。

里盖蒂对我说："我们使用这项技术来发现疫情发生时，米兰隔离医院的停尸房记录册上留下了哪些物质，它们显然是当时负责登记的人留下的。我们鉴别出在医院工作的人所吃的食物；也找到了证据，证明对疾病流行非常重要的老鼠的存在；最重要的是我们发现了引起炭疽病的细菌的踪迹。"炭疽痕迹的发现似乎证实了很多人的怀疑，也就是在被曼佐尼描述的那场疫情中，一部分受害者（大约1/20）死于炭疽病，所以同时存在的两种感染使得瘟疫更为致命。在中世纪的鼠疫疫情中可能也发生了类似的情况。值得记住的是，通过里盖蒂研发的技术，人们还从俄罗斯作家安东·切科夫穿过的衬衫上鉴别出来自结核菌的蛋白质，确定了作家的死因。

继续讨论鼠疫。因为根据截至目前我们所列举的事实，一些人认为还不足以解释为什么它现在"仅仅"是一种严重疾病，而不再是过去那样的灾难。一种可能是，疫情不断发生，最终使得一种抗传染性在人类中传播，就像针对麻风病所发生的情况那样。也可能是细菌本身发生了变化，毒性有所降低。例如，人们认为引起麻疹的病毒就曾出现这种变化。

为了证实这一假设，一些研究人员需要寻找一种我们都不愿意再看到的东西：引发中世纪疫情的微生物。当时，包括在之后的疫情中，遇难者的遗体被丢进万人坑是很普遍的。几个世纪过去了，那些巨大的遗骸堆积处还是没有被移除。对于一个科学家，要知道去哪里寻找古老鼠疫遇难者遗骨并不是难事。但更令人惊讶的是，在那些遗骨中依然可以找到杀死其主人的微生物的遗传物质痕迹。它们是碎片状的，不再存活于其藏身的人体骨骼中，但通过现代基因分析技术可以将它们提取出来，像拼拼图一样把其中含有的信息组合起来，以追溯古老传染源的完整基因库。如此，既可以确定耶尔森氏菌正是过去对人类展开大屠杀的凶手，又可以得出一个结论，即当时的细菌与今日的并无二致，至少不足以造成更强的杀伤力。

这可不是个令人安心的消息。

我们还需要担心鼠疫细菌吗？"很难说。能肯定的是，当人们害怕生物恐怖主义采取行动时，首先想到的微生物之一就是耶尔森氏菌，以及它的老盟友，引起炭疽的细菌。"佩特罗西洛表示。

自扎尼别可汗及其军队的时代以来,人类在使用感染源作为武器时应保持必要的谨慎方面,并没有变得更加明智。幸好我们学会了如何更好地保护自己免受感染,尤其是不会轻易陷入措手不及的境地。努力掌握在不消灭对手的前提下解决冲突的能力期间,我们希望这就足够了。

LE
GRANDI

E PI DE MIE

艾滋病

否定主义会杀人

LE
GRANDI
E
PI
DE
MIE

　　任何出生于 20 世纪 70 年代初的人可能都对自己第一次听人说起艾滋病的情景记忆犹新。

　　我仍然记得，当我发现自己身处人类历史上一种具备所有破坏性特征的传染病开始冒头的阶段，所感知到的怀疑和恐惧。那只是我在书里读到的……七月的海边，我翻看着报纸，想到这个世界将在我成年并真正去感受其中的生活之前毁灭，心中焦虑万分。

　　起初，这种疾病似乎只与具有"危险行为"的特定人群有关，尤其是青年男性同性恋者以及吸毒者。但从 1982 年夏天开始，人们发现疾病的侵害对象可能是许多不同类型的人群，特别是有输血需求的人。任何人都可能遇到必须接受输血急救的情况……

报纸上充斥着艾滋病受害者令人心碎的照片。原本满面笑容、生机勃勃的人变得瘦骨嶙峋，皮肤上遍布着卡波西肉瘤所产生的斑点，奄奄一息。没有有效的疗法，大部分人在确诊后一年内死亡。

名人和偶像开始坠落。首先是影星洛克·哈德森，他于1985年亡故。随后许多人步其后尘，其中1989年有作家布鲁斯·查特温（他的《巴塔哥尼亚高原上》和《歌之路》曾让我如痴如醉）；1990年有艺术家基斯·哈林（成名于其独创的神秘而欢快的小人形象）；1991年是皇后乐队的传奇主唱弗雷迪·墨丘利（我当时刚刚爱上《波西米亚狂想曲》）；一年后演员安东尼·铂金斯与作家艾萨克·阿西莫夫（其得病的原因在很长一段时间内都未被发现，后来才弄清楚病毒来自1983年他所接受的一次输血，那年他做了一次心脏主动脉—冠状动脉搭桥手术，这在当时是一种极为先进且精细的手术）也相继去世；到了1993年，离去的是芭蕾舞蹈家鲁道夫·纽瑞耶夫。

总之，短短几年内我们父母那代人中的明星一个接一个地隐没，而在我们这代人中这种情况也可能会继续下去。

科学界似乎也对此病的出现感到震惊，但反应不可谓不迅速。毕竟，所有人的目光都立即转向了实验室：它们是唯一能够提供答案，开辟救赎之路的。

最初的一批消息很快就来了。

早在 1982 年 9 月，美国疾病控制与预防中心已经为该疾病确定了恰当的名字：AIDS，即获得性免疫缺陷综合征。这个名字概括了该疾病的两个重要特征：它会影响免疫系统，使其无法发挥护卫身体的作用；同时它是后天获得的，也就是说不是源于人体内部的。AIDS 替代了早先提出的 GRID（同性恋相关免疫缺陷）。后者很快就被认为是不合适的，因为经过几个月时间的研究，人们发现除了男同性恋的性关系之外，疾病显然还可以通过交换注射器、输血、异性间的性关系以及母婴关系进行传播。然而，这个更早出现的名字使得一种偏见根植于人们的内心，造成了沉重的后果：因为有许多人认为自己既不是男同性恋者，又不是吸毒者，可以得到很好的保护，从而低估了患病的风险，最终染上疾病。

在首批确诊病例的消息传出仅仅两年后，1983 年，两组独立研究人员开始将注意力集中在具有将其遗传信息插入 T 淋巴细胞能力的病毒。他们分别是罗伯特·加洛带领的一支美国研究小组和弗朗索瓦丝·巴尔－西诺西与吕克·蒙塔尼耶共同带领的一支法国研究小组。T 细胞是免疫系统的重要细胞，专门用于保护人体免受感染。一开始两个小组似乎研究的是不同的病毒，而到了 1986 年，他们发现各自的研究对象显然都是 HIV 病毒（人类免疫缺陷病毒）。

科学研究进展迅速，很快就定位了真正的感染原因。这也要归功于在艾滋病的警报拉响时，人类已经对淋巴细胞进行了大量研究，尤其是针对诸如淋巴瘤之类的肿瘤的发展。"对艾滋病成因的研究历史是一个很好的例子，说明由尽可能多的领域共同组建一个坚实、有活力的科学研究共同体是至关重要的。如此，在紧急状况下，人们可以迅速将自己的努力调整到正确的方向。"美国亚特兰大埃默里大学艾滋病研究实验室负责人圭多·西尔维斯特里教授说。

科学家也明确了病毒的感染和作用机理。HIV 可以通过血液、精液、射精前液、肛门黏液、母乳和胎盘传播。致使感染发生的条件是，液体必须穿过黏膜，抑或通过伤口或直接使用注射器进入血液循环。因此任何形式的无保护性关系都是有风险的，使用安全套是唯一有用的防御措施，因为它可以防止伴侣间精液与黏膜的直接接触。病毒也可以通过血液和血浆传播，所以使用被感染的注射器或接受不受监控的输血也可能感染疾病。最后，母婴传播也是一种途径。不过到目前为止还没有发生通过昆虫叮咬、唾液，以及诸如在使用公共厕所时通过尿液和粪便传播的病例。

正如数千年来一直重演的那样，自从出现最早的感染病例，疾病就与耻辱的污点相联系，后者很快就成为病毒的强大盟友，迫使那些怀疑自己感染了病毒的人掩盖事实，有时甚至自欺欺人。针对这个问题，1991 年，意大利免疫学家费尔南多·阿尤迪与他的一名病人曾经通过公开接吻的方式证明病毒并不会通过唾液进行传播，因此不需要为人们的日常接触设置任何障碍。这样的行动在过去和现在都十分重要。两人的照片传遍世界各地，给人们留下了深刻的印象，成为抗击艾滋病的一个里程碑式的事件，提醒人们与 HIV 病毒的战斗影响的不仅是患者的身体，还包括患者的整个生活。

　　同时，第一批有效的抗艾滋病药物也问世了。首先是齐多夫定，简称 AZT，被证明可以有效减慢病毒在体内的增殖，从而延缓疾病的发展。美国负责给新药授权的机构——食品药品监督管理局，于 1987 年批准了该药物的使用。考虑到自警报第一次拉响只过去了 6 年，研发进展的速度是惊人的。当然对患者来说，绝望中的他们度日如年，许多人已经逝去，但现在曙光来临：即便不是一种治愈的方法，至少可以获得一些时间继续生活并等待科学家们新的突破。而疾病的新象征不再是那些遇难者，而变成了像美国篮球运动员"魔术师"约翰逊这样的人。他在 1991 年宣布感染艾滋病病毒，并说道："检测结果是阳性的，但这不意味着我的生活结束了。"直到今天，他依然在篮球界扮演着重要的角色。

病毒致人死亡的机理也得到了阐明。一旦进入人体，HIV就会将其遗传信息插入被感染者免疫系统的细胞中，尤其是一种被称为 CD4 的 T 淋巴细胞。占据这个特殊位置后，病毒就能够操纵自己所藏身的细胞，迫使它们生产出自身的副本。打个比方，艾滋病毒就像一个犯罪分子，他在控制了警察局之后，将其作为培训其他犯罪分子的中心。被制造出来的病毒在细胞中积累，达到足够数量就能使细胞死亡，于是病毒就会被释放到血液循环中，从而感染新的细胞。回到刚才我们所做的比喻，犯罪分子又控制了新的警察局并以此类推，直到控制所有警察局。

不过，起初事情进展缓慢。免疫系统会通过产生抗体对入侵者做出反应，通常，在感染发生后的 3 个月，可以通过验血检测出抗体，在这段时间里被感染者已经具备传播病毒的能力。而被感染者甚至可能在许多年后才表现出明显的症状。不过，当病毒的活动强到足以导致大部分 T 细胞死亡时，艾滋病的可怕就会全面展现出来。T 淋巴细胞，特别是 CD4，它们的任务是引导免疫系统的其他部分，促使其破坏正在发展为癌细胞的人体细胞，消灭不可避免地渗透到人体内的微生物。如果 CD4 细胞被 HIV 灭绝，那么即便是最普通的感染也可以造成毁灭性的后果。极为常见的真菌（比如念珠菌）、细菌（比如结核杆菌，我们已经说过这种细菌藏身于地球上 1/4 的人体内），还有病毒（比如引起卡波西氏肉瘤的人类疱疹病毒，卡波西氏肉瘤是一种癌症，起源于排列在血管和淋巴管内表面的细胞变性，倾入其他器官，例如肺、肝和肠，并在皮肤和口腔产生可见的病变，比如一些红色和紫色的斑点），以及许许多多其他病原体，都可以威胁到人体，并最终导致死亡。

一切几乎都是在 20 世纪 80 年代初突然暴发的，这可能吗？"通过基因检测，可以确定艾滋病毒已经出现在黑猩猩中，并且很可能是源于另外两种病毒的重组。"西尔维斯特里说。

所以，与我们关系最近的"表亲"起到了"生物反应器"

的作用，两种不同的病毒在其中以某种方式融合在一起，生产出另一种病毒。这与我们看到的猪作为新型流感病毒的"诞生地"情况大致相同。随后，病毒感染了接触过受感染黑猩猩生肉的人类，进而开始人与人之间的传播。已知的第一例 HIV 感染病例可以追溯到 1959 年的刚果，但很可能那时由黑猩猩感染人类的情况已多次发生。疾病以非常低的发病密度存在了至少几十年，直到 20 世纪 80 年代开始暴发，其原因可能是病毒出现了某种变化，使其更容易传播。

尽管科学界和医学界积累了大量关于艾滋病及其防治方法的知识，但人们对疾病强烈的恐惧又生产出其他一些信息，我们需要学会鉴别那些有害的假消息。

数百年来，人们一直在寻找"涂油者"，也就是"零号病人"。他是第一个感染了其他许多人的个体，引发巨大的多米诺骨牌效应，导致疾病暴发。由于一系列误会，人们自以为找到了这个人，一名法裔加拿大空姐。后来她被证实只是疾病最初的受害者之一。与"耻辱柱"和米兰黑死病时期一样，"涂油者"并不存在。

有一些人将艾滋病视作一种神圣的惩罚，用来惩处荒淫无度的性行为，因此拒绝使用安全套作为防护的建议，坚持禁欲或至少只进行不可避免的性行为：毫无疑问这两种措施与避免接触受感染的血液一样，是预防感染最有效的，但实际上却使得很多人失去了唯一能够保护他们免受感染的东西，最终成为受害者。

更令人不可思议的是，尽管人们已经明确了造成艾滋病的病毒，并为有效防御它开辟了道路，竟然还是有人否认它的存在，给人类生命造成了巨大的、难以接受的损失，这一切本可以轻易避免。

很多人曾经或正在否认引起艾滋病的是 HIV 病毒，其中也包括一些科学家，特别是美国著名生物学家杜斯伯格。当然，一位如此杰出的科研人员对此表达否定观点是令人困惑的：这怎么可能呢？尝试解答这个问题会提醒我们现代科学中的一条基本准则：即便是名闻天下的科学家，其个人观点本身不具备价值。现代科学唯一相信的，是那些在不断重复并且可复制的实验中所观察到的指向同一个方向的信息。总之，科学界是根据证据来决定某事物应被视为"真实""可疑"还是"未经证实"（因此毫无意义）。单个科研人员当然可以迸发某种天才的直觉，但这必须经过验证，一旦未能通过就只能予以否决。

在几乎所有可能的科学或医学主题上，我们都可以看到一位非常知名、天赋异禀的研究者抛出一篇毫无根据的论文，其原因五花八门：也许他正在转向不同于自己的领域，也许他不诚实，也许他疯了，或者更简单的，他犯了错，任何人在任何领域都有可能出现这种情况（比如前文提到的第一个揭开HIV面纱的人之一，吕克·蒙塔尼耶，在其他一些问题上曾支持过一些被他的同事们认为不可信的观点，例如关于衰老的问题）。

推动人类知识发展并促使我们找到抗击疾病的方法的力量来自科学界的工作。科学界已经清晰地表明，HIV病毒就是导致艾滋病的元凶，只要阻止其在受感染者体内的繁殖，疾病就不会显露出来。

如果不是 HIV 病毒的存在造成了无数人的死亡，也许根本不值得提起关于 HIV 病毒引发艾滋病的否定主义观点。很多受害者属于散发性案例：有人没有得到有效的治疗；有人尽管知道对方是 HIV 感染者，但仍与其发生了无保护性行为。但在世界上有一个地方，因否定主义而丧命的人数甚至超过了1945年投在日本的两颗原子弹所造成的遇难者人数的总和。那就是南非。

1999 年，时任南非总统的是塔博·姆贝基。他出身于一个黑人权利活动家家庭。在遭到多年流放后，姆贝基不认为 HIV 病毒会引发疾病，而是赞成一些人对病毒是"实验室制造的"的猜测，或是认同抗病毒治疗是为制药者牟利的手段的观点（这两种观点其实都是旨在消灭非洲人的，因为当时在非洲感染人数迅速增长，似乎看不到尽头）。由于这些想法，南非政府直到 2006 年依然禁止向有需要者提供抗病毒药物，鼓励使用"替代性"疗法。这些治疗方法主要包括使用草药,但也有使用橄榄油、大蒜、地瓜和甜菜的。

据估计,这一政策的受害者达到 33 万人,几乎等同于将博洛尼亚或苏黎世整座城市在几年的时间内完全抹去。西尔维斯特里告诉我:"这一数据还是考虑了一部分人前往博茨瓦纳等邻国,得到抗病毒治疗而被挽救了生命后得出的。今天南非的情况已经完全改变了,但那些受害者的命运却无法再被改变了。"

近年来,针对 HIV 的抗病毒治疗变得更加有效,最初非常严重的副作用也已经减小,使得 HIV 感染可以被认为是一种"慢性"疾病:患者必须终身服药,只要做到这一点,他们的寿命几乎可以与从未接触过该病毒的人相同。

这无疑是医学上的巨大成功,但也有很大的弊端:艾滋病不再让人害怕,甚至被年轻人看作过去的疾病。然而实际上,它仍然存在于我们之间,查阅与之相关的数据还是会令人战栗。

根据联合国和世界卫生组织报告的数据，HIV 病毒从出现到 2007 年，已感染超过 7700 万人，并造成超过 3500 万人死亡：前一个数据接近德国人口（约 8000 万），后一个则大致相当于加拿大人口。截至 2017 年年底，HIV 携带者的数量约为 4000 万，超过了波兰的人口总和。那一年有超过 90 万人死于与 HIV 相关的原因。相对的好消息是，2017 年，每 10 位 HIV 阳性的孕妇或哺乳期妇女中，有 8 人可以得到必要的药物，使感染得到控制并避免传染给她们的孩子。坏消息则是，有大约 1/4 的感染者选择忽略这一事实。因此他们既不能保护自己，也不能保护他人免受感染。2017 年，全球有 180 万例新感染病例，其中意大利增加了 3443 例，而美国的数据则超过了意大利的 10 倍。

抗艾滋病毒的药物是非常有效的。据估计，在 2000—2017 年间，这些药物已经挽救了 1140 万人的生命。这是一项非同寻常的成就，但研究人员的目标更加宏大：通过疫苗阻断新的感染，并从被感染者的细胞中彻底清除所有病毒痕迹。

我们进行到哪一步了？

自从出现第一则感染的消息，所有人都一直期盼着能够快速生产出有效的疫苗。疫苗可以提供可靠的保护，甚至使新感染者的数量减至零，让我们不再生活在对艾滋病的恐惧中。但遗憾的是，由于多种原因，这样一种疫苗似乎还很难得到。

一旦进入人体内，HIV病毒就能将其遗传物质迅速插入受感染细胞的遗传物质中，使自己在免疫系统面前彻底隐身。它还能够迅速变化，即便是已经经过疫苗"训练"的身体防御系统，也完全无法识别它。它可以精确感染并破坏CD4细胞。前面我们说过，这些细胞是负责抵御感染的前锋。西尔维斯特里指出："这些特征中的任何一个都足以在疫苗生产中给研究者造成大麻烦，而HIV病毒却拥有全部这些特征。"

第二个挑战是从体内清除病毒。今天所用的药物被称为"抗逆转录病毒药物"。具体来说，药物阻止已经在CD4细胞遗传物质中插入其自身遗传物质的HIV病毒引导其自身复制的生产，正常情况下这些被复制的病毒细胞会进入血液循环并感染新的细胞。我们回到那个控制了警察局的罪犯的比喻，这就好像他虽然混进了工作人员的队伍，但却无法取得警察局的控制权以培训新的罪犯。一旦被锁闭在自己的堡垒中，病毒就会失能，既无法引发疾病，也不能感染他人。但要记得，这些药物必须终身定期服用，一旦停用，病毒就会开始繁殖。西尔维斯特里强调说："需要终身接受治疗，这一点并不容易接受，有时候也不容易执行；体内携带有 HIV 病毒的事实，会给人们的社交和感情关系带来困难。另外，几十年不停服用药物的成本也非常高。我们必须要找到一种更加彻底的治疗方法。"

科学家们一直在这个方向上进行尝试。最近，一组研究人员在《自然》杂志宣布，他们已经找到一种方法来了解正在接受治疗的患者体内含有 HIV 病毒的数量。了解这个问题是很多后续工作必不可少的前提，例如明确消灭它们的行动是否取得了效果。"在我们的实验室中，我们正在努力寻找一种方法，使隐藏在 CD4 细胞中的病毒显形，从而使免疫系统能够明确地识别出被感染的细胞，并在其释放出新的 HIV 病毒之前对其进行破坏。要达到这个目标，最重要的是要搞清楚病毒如何能够像装死来逃避捕食者的动物一样，潜伏在细胞中。还必须学会识别苏醒的最初迹象，例如细胞能量需求的增加。这是一项复杂的工作，但让我有信心，我们一定能够实现将 HIV 感染转变为完全可以治愈的目标，也许我们离得不远了。"西尔维斯特里继续向我解释道。

自从艾滋病暴发的这 35 年以来，疾病的悲剧性教会了我们很多。

它向我们展示了一种能够引起恐慌、在整个星球大肆破坏、改变我们世界观的传染源可以在极短的时间内崭露头角。

当然，它也让我们看到应该如何应对此类紧急情况。科学界迅速而有效地做到了这一点，而许多个人也采取了合理的行动来保护自己。要遏制 HIV 病毒的传播，需要每一个人的贡献，即使是社会最弱小的阶层，在抗击疫情的斗争中也可能发挥关键性作用。《卫报》近期发表的一篇文章回顾了 2002 年印度曾处于公共卫生灾难边缘的事件。HIV 感染人数以每天

1000 人的速度增长，200 万儿童成了艾滋孤儿。人们担心，到 2010 年，患病者可能超过 2000 万。而实际上，这些年中，新的感染者数量有所下降。能够取得这样的成就，其中就有一个特殊人群的贡献，那就是以卖淫为业者。面对紧急的状况，为了挽救自己和国家的命运，他们支持了旨在防止传染进一步扩大的提案。

最后，艾滋病的大流行还告诉我们，否定主义是会杀人的。那些某个人物的怪异行为或者反科学的风尚是潜在灾难的种子，不应被低估。无数情感或文化原因可能促使人们拒绝接受科学界的判断。我们始终应该认真对待这些理由，但不能忽略它们可能导致出现大量受害者的事实。

我们还没有赢得与 HIV 的战斗，而它当然不是唯一一种我们还不能自如应对的感染，也不会是最后一种。

LE GRANDI EPIDEMIE

埃博拉

极高的致死率

LE
GRANDI

E
PI
DE
MIE

从 2013 年底到 2016 年，西非受困于迄今为止最严重的埃博拉疫情，不堪重负。一切似乎都始于几内亚南部一个名叫梅莲杜的小村庄。病重的是只有两岁的小埃米尔。最初的症状是高烧、呕吐，粪便变黑。短短几天后，可怜的孩子死去了。在非洲，有许多疾病可以杀死孩子，而埃米尔的症状可能与不同的感染相对应，比如疟疾、伤寒、霍乱、脑膜炎……但埃米尔的情况又有所不同。此后不久，他正在怀孕的母亲、姐姐和奶奶相继病亡。

感染不断传播，从一个人到另一个人，从一座村庄到另一座村庄。除了几内亚，利比里亚和塞拉利昂也很快卷入其中，显然埃博拉出血热正在大开杀戒。这次的大流行结束时，有

28618 例感染（当然其中有些可能是患上了具有类似症状的其他感染性疾病），11310 人死亡，约 17000 人幸存。

是谁或者什么感染了小埃米尔依然是一个谜。引起埃博拉疫情的病毒也感染了不同种类的猴子，通常当它们被人类捕猎并当作食物吃掉的时候，疾病就有可能传播。但是在埃米尔患病之前的几天里，梅莲杜没有发生类似的事情，也没有发现任何动物尸体证明野生灵长类动物中存在疾病的流行。不过，埃米尔和村庄里其他孩子经常在一棵空心树附近玩耍，那里生活着一大群蝙蝠。这些蝙蝠属于安哥拉无尾犬吻蝠，遍布撒哈拉以南地区。它们体型较小，行动灵活，带有特殊的臭味，以昆虫为食。孩子们经常抓它们来玩儿。

疫情发生后，许多研究人员前往梅莲杜调查，但与此同时这棵树却被烧毁了，也许是为了从蜂窝中获取蜂蜜，而那些蝙蝠已经死亡或离开。很难确定是否是这些小动物中的一个引发了这场疫情，使全世界陷入紧急和悲伤的事态中。基本可以确定的是，埃博拉病毒能够感染安哥拉无尾犬吻蝠，并在它们体内寄住一段时间。因此，从理论上来看，可能是其中的某一只引发了疾病的传播。也有其他类型的一些蝙蝠可能成为传染源的宿主，还包括一些啮齿类动物、蜘蛛、昆虫和鸟类。

埃博拉是一种具有高度传染性的疾病，致死率高，我们对此疾病的防御针对性不强。它有没有可能像曾经的鼠疫和现在的艾滋病一样使整个星球陷入恐慌呢？自然，每当听到疫情的消息，每个人都会考虑这个问题。但要了解这种恐惧是否成立，我们必须更好地了解疾病的病原体埃博拉病毒，以及由它引发的疾病。

该病毒可以呈现出不同的变体，均属于丝状病毒科，因为它们都具有丝状结构。在显微镜下放大的埃博拉病毒非常奇特：它像一根粗羊毛，或是一条长蠕虫，以一个节点为中心弯折形成弓形。通常，这个病毒家族的成员都值得警惕。另有一种丝状病毒叫作马尔堡病毒，在显微镜下观察也像一根羊毛或是一卷酥皮糕点，它能够引发另一种令人恐惧的致死性出血热疾病。

关于埃博拉病毒，至少对西方人来说还是最近才有所认识。该病毒首次引起研究人员的注意是在 1976 年，那一年暴发了两次疫情：一次在南苏丹，另一次在刚果民主共和国，当时还叫作扎伊尔。扎伊尔疫情暴发的地方属于一条名为埃博拉的溪流流域内，疾病的名称便由此而来。根据世界卫生组织的记录，从那时起，至今（2018 年春季）暴发了约 20 次疫情，共计约 1500 例病例。西非规模最大、破坏力最强的疫情始于 2013 年底。而 2018 年，该病毒又在刚果民主共和国东部再次出现，开始播撒死亡的种子，直到我写下这篇文章时，恐惧尚未散去。

尽管如此，与其他病原体所引发的传染病相比，埃博拉受害者的数量几乎微不足道。让人害怕的是这种疾病的高度传染性。被感染的往往是在家庭中照顾患者的亲属、医务人员或负责埋葬尸体的人。传染是通过与受感染者的体液接触发生的，包括血液、粪便、唾液、尿液、母乳，甚至是因为接触了被这些液体污染的物品或衣服。因此在疫情发生的地区，进行医学调查的人员必须穿着看起来像宇航服的隔离服来保护自己，病毒也必须在最高安全等级的实验室中进行研究，也就是生物安全四级实验室。

最初的症状比较普通：发烧、疲劳、头痛、咽痛……然后出现呕吐、腹泻、皮疹、肝肾功能衰竭。也可能出现内部出血，例如牙龈出血。如果不采取对症治疗，患者死亡的概率极高，可达十之八九。

罗马拉扎罗·斯帕兰扎尼国立传染病研究所传染病临床研究部门主任尼科拉·佩特罗西洛曾亲自跟进了两位于 2015 年在疫情暴发地区感染了埃博拉病毒的意大利人的情况。谈及埃博拉，他对我说："埃博拉与其他出血热疾病共有的特征之一是极高的致死率。即便得到治愈，患者也有出现严重后遗症的风险，也就是所谓的后埃博拉症状。在约 17000 名幸存者中，幸运的是，中枢神经系统、视力、听力受损或出现行动障碍者并不算多。此外，患者在得到治愈后，相当长的一段时间内仍保持着传染性。该病毒可以在精液、眼内玻璃体或神经系统中存活数月……为了避免出现新的感染，必须采取某些预防措施，尤其是在一段时间内必须保证有保护地进行性行为。"

人们应该如何保护自己呢？最近一次大流行极大地推动了研究的发展，有效药物的开发迈出了一大步。"以前，对于埃博拉唯一可行的治疗方案是保持患者体内的水分，并尝试减轻发烧等症状。今天，我们可以提供针对该病毒的靶向抗体，它们被证明可以有效帮助免疫系统抵抗病毒。得到适当治疗的患者存活率能达到60%～70%，但这也说明即便是在最好的条件下，还是会有1/3或1/4的患者死亡。"佩特罗西洛继续说道。

当然，在西方的医院中，患者被非常严格地隔离在房间中，房间内部的气压小于外部，以防止空气未经事先过滤从隔离病房逸出。医务人员需要穿上能包裹住身体每一处的防护服，不暴露任何皮肤或黏膜，在脱下隔离服时也必须遵守既定程序，防止发生例如被污染的隔离服外侧接触到操作者的皮肤或黏膜的情况。疫情初期，在受影响国家，人们往往没有严格遵守这些安全和预防准则。后来，人们才给予足够的关注，努力确保患者完全隔离，并最大限度地保证医护人员的安全。一些习惯和传统被改变了，尤其是将死者的遗体带回其居所，家人守在一边，为其清洗身体，并在葬礼前仔细照顾的做法。

最大的希望来自疫苗。这项工作已经进行了一段时间，但由于在西非的疫情暴发前埃博拉病例并不多发，进展比较缓慢，所以这次疫情以某种方式改变了牌局，大大加快了研究速度。2015 年已经有数千人进行了实验性疫苗的接种，效果相当令人满意。

让我们回到最初的问题：是否需要担心埃博拉疫情无法控制？答案是，目前可能不需要，未来还不好说。

"这种疾病不太可能在全球范围内出现大流行的第一个原因是，埃博拉病毒不是一种特别高效的病毒：它导致患者死亡的速度太快了，因此会迅速在自身周围形成真空区，也就不能继续传播了。从进化的角度来看，像丙肝或 HIV 之类的病毒适应性更强，它们发展的进程很慢，感染者可以保持健康很长一段时间，也不会意识到自己已经被感染，病毒就可以悄悄地由他传播给其他人。"佩特罗西洛解释说。换句话说，病原体杀死其宿主对它并没有什么好处，更有利于它的情况是尽可能长时间地将宿主作为自己的"基地"，进行自身复制并释放出去，从而捕获新的受害者。

埃博拉病毒强大的侵略性可能是它能在很长时间内保持隐身的原因。当该病毒入侵森林中一些与世隔绝的小型人类群体时，可以迅速摧毁整座村庄，但却很难到达其边界以外很远的地方。不过，在西非发生疫情期间，它进入了规模更大、内部联系更为紧密的社群，这使传播范围达到了前所未有的程度。但是，那场悲剧也启动了人类警报系统，甚至出现了针对性的治疗方法，也许还会出现能够阻止病毒的疫苗。

尽管如此，病毒随时都有可能发生有利于其自身的变化，转变为更慢速的感染，也就更容易传播……尽快识别目前尚无线索的埃博拉病毒的动物宿主也是非常重要的。它们是灵长类动物的可能性不大，因为疾病也可以很快杀死猴子。有可能是蝙蝠或昆虫，因为病毒可以很长时间存在于它们的体内却不引发疾病。然而，尽管人们对多种物种有所怀疑，病毒神秘的盟友还未得到确定。

总之，对埃博拉，我们也不能放松警惕。

出血热的例子，与艾滋病、鼠疫、流感、麻风病以及其他许多疾病的情况都说明，大多数时候，致命病原体在动物体内要经历相当长一段时间的演化，直到某一次偶然的突变使它们不仅具有感染人类的能力，还能从一个人传播至另一个人。我们的星球上存在多少这样的"定时炸弹"？换言之，多少病原体有可能成为人类新的威胁？理论上这个数量可能是巨大的。很难做出精确的估计，至少也有几千个。这其中，大多数可能永远不会形成真正的危险，但同时也有一些有这种能力。

理想情况下，我们能做的是做好准备，提前行动，在传染源引发紧急情况时及时反应，在它占据上风之前发射出正确的子弹。这看起来很科幻，某些部分也确实如此。有人正沿着这个方向努力着。他们是"预警"(Predict)项目组的研究人员。这是一个雄心勃勃的项目，由美国多家大学和研究机构联合组成，旨在对动物体内存在的微生物进行分类，并鉴别出其中可能对人类构成威胁的那些，防止我们在毫无准备的情况下成为它们的猎物。如此看来，这是一项超人的事业，与之相比，大海捞针的研究简直成了过家家游戏。当然，缩小范围在所难免，人们必须首先把精力集中在已被证明特别适合作为可传播给人类的病原体孵化器的物种上。

凯文·奥利瓦尔是一名病毒猎人，他参与了"预警"项目，在一次采访中讲述了他的工作。这篇采访发布在项目的支撑机构之一——史密森学会的会刊上。奥利瓦尔深入印度尼西亚苏拉威西岛南部的森林，寻找蝙蝠和狐蝠，收集它们的血液和组织样本，送往专门的实验室，分析其中可疑病毒的痕迹。目前已经确定了1000多种，其中许多可能具有发展为我们敌人的潜力。这种类型的研究还用于预测世界上哪些地方有可能存在高密度的病原体，从而诱发公共卫生紧急事态，还有哪些物种是它们的宿主。

加州大学戴维斯分校流行病学专家，"预警"项目总负责人乔纳·马泽特在这篇文章中打了个形象的比方："我们的水晶球现在还很混沌，而我们正在努力让它清晰起来。"

除了这些由动物替我们"保管"的新传染源，还有很多"老对手"，这些病原体也能通过不同的物种传播，并且已经完全适应了控制我们身体的需要。其中许多是由蚊子携带的，因此世界卫生组织把蚊子定义为"世界上最致命的动物之一"。实际上并不是所有蚊子，在现存的约 3000 种蚊子中，只有 100 多种可以传播疾病。但它们造成的破坏极大。例如疟疾，每年还能杀死超过 40 万人，其中 90% 以上发生在非洲。然后是登革热，根据世界卫生组织的统计，在过去的 30 年中，其病例增加了 30 倍。未必所有诊断都是准确的，但据估计，这种疾病每年影响 9600 万人，分布在 128 个国家中的约 40 亿只蚊子都有传播这种疾病的风险。每年有 50 万人会发展为严重感染，必须接受住院治疗，而针对性的疗法并不存在。每年的受害者成千上万，尤其是儿童。

其他无数蚊媒疾病中还包括黄热病、西尼罗河热病和寨卡病。后者目前被认为只对孕妇构成危险，因为疾病会对未出生的胎儿造成伤害。

蚊媒疾病致死的案例主要发生在热带国家，因此目前看来似乎离我们还很遥远。但是，气候变化使得这些疾病可能出现在我们的纬度上。为了与它们进行斗争，人们想到了尽可能多样化的策略，其中最激烈的是消灭能够传播各种疾病的蚊子，至少在它们为非作歹最严重的地方应该如此。为了达到这个目标，一种可能性是通过基因修改使蚊子丧失繁殖能力。毕竟，正是因为与蚊子展开的斗争，曾在意大利肆虐数个世纪的疟疾已经从我们的国家消失了。意大利主要采取的措施是消除沼泽区域，那里是携带疟疾病原体的蚊子繁殖的场所。但同时人们也使用了大量的杀虫剂（当然这对环境和人体的健康都是不利的，但在那种情况下人们认为其危害要小于疾病）。

对某一种生物物种进行灭绝是人们很少考虑的选项，因为这意味着改变生态系统。举例来说，蚊子（即使仅限于最危险的种类）的消失肯定会使以它们为食的食虫动物陷入困境，从而对许多其他物种造成级联效应。但某些种类的蚊子所构成的危险实在太大，人们不得不考虑这一假设。

如往常一样，在与传染病的斗争中，没有骑士精神和绅士礼仪的生存空间。但必须仔细权衡每一步，努力评估其后果。"它们，微生物，数量众多，具有快速变化的能力，这是它们的优势所在，而我们所能依靠的基本上只有一个免疫系统，尽管它如此复杂而精妙，却已被证明经常打败仗。当然我们也能依靠大脑，我们真正的终极武器。假如使用得当，它能帮助我们扭转不平等战争的结局。"

LE GRANDI EPIDEMIE

结语

我们和它们：谁能笑到最后？

LE GRANDI
E
PI
DE
MI E

回顾我们与疾病共生的数千年历史，如果要找到一个能够描述人类与病原体之间关系的关键词，我们的选项是尴尬的：痛苦、死亡、毁灭……

而我个人的选择是"恐惧"。正如斯特凡诺·普朗多尼谈到流感时所说的那样，恐惧是病毒最好的盟友。仔细想想，这种判断适用于任何病原体。

恐惧促使热那亚人慌忙离开卡法，其他人则逃离疫情中的城市，想要躲避疾病，实际上却携带着它们一起出发；恐惧使麻风病患者数千年来一直被隔离在人群之外，这种隔离带给他们的伤害超过了细菌本身的伤害；即便是今天，恐惧还使得一些人冒着传染他人，包括心爱之人的风险，隐瞒自己身患的疾病；恐惧迫使处于战争状态的国家当局弱化西班牙流感造成的影响，以防因为战争生活在水深火热中的人们出现无法控制的反应；出于对暴动的恐惧，南非政府多年来一直对 HIV 病毒是艾滋病病因的观点持否认态度，造成受害者无数；许多案例中人们对"涂油者"的恐惧与对疾病本身的恐惧叠加，更使得一些人无辜受害。此类事例不胜枚举。

这已经是过去的事了吗？今天我们已经可以冷静客观地看待威胁我们的微生物了吗？其实，情况并没有多大改观。

例如，对"涂油者"的恐惧从未消失。即便今天人们已不再使用这种称呼，但像薄伽丘《十日谈》中的主人公一样，想要将自己隐蔽起来，把疾病和可能传播疾病的患病者挡在自家门外，许多人还坚定地秉持这种想法。这也是可以理解的，但却是不切实际的，因为就像 14 世纪黑死病的时代所发生的一样，一扇门无法阻止微生物，即便是国界也不能做到。

一如往常，恐惧加重了人们的不信任感，因此那些被社会认定为与众不同的人常常被指控散播了某种疾病。在中世纪的鼠疫中，被指控的是犹太人，同时麻风病者也被视作"涂油者"。时至今日，怀疑的目光锁定在移民身上，尤其是非法移民，因为他们身后的足迹并不十分清晰连贯，使他们从前的生活笼罩在迷雾中。

可是，移民真的会带来疾病吗？这种想法是有道理的，因为很多"老对手"在富裕国家已经被彻底打败，只会偶尔出现，但在世界上其他一些地区仍然存在并构成威胁。

然而，移民不应该被视作重要的传染源，他们传播疾病的可能性并不比任何一位旅行者更高。"在像意大利这样重要的旅游目的地国家中，理论上本应更容易受到移民带来的任何疾病的影响。但事实却是，尽管移民数量不断增加，诸如结核病之类的典型传染病事件在这里的发生率并不比落后国家更高。"在国家促进移民健康及消除贫困疾病研究所工作的流行病学专家乔瓦尼·巴里奥向我解释说。

原因是多方面的。其中非常重要的一点是，假如病原体是在地球上自由流动的，他们当然不会只用移民的身体作为传播载体，也不会从现在开始这么做。我们已经了解到，自古以来，微生物想要越过国界从来都不是难事，而与当代相比，那时世界各地的联系远没有这么紧密。即便我们阻止了那些绝望者的迁徙，依然有无数人因为旅行或工作在地球上某个区域与另一个之间架起桥梁。

《柳叶刀》杂志曾发表了一项庞大研究的成果，深入分析了这个问题，文章的标题意味深长："一个移动中的世界之健康"。开篇的措辞就相当有启发性："随着 2018 年内 10 亿人的迁徙，移居已成为一种世界性的现实。"之后的几行文字阐释了这个概念："世界上 1/7 的居民所生活的地方并不是他们的出生地。移民指的是越过国界或在国家内部离开其常居地生活的人。"这类移居者加上旅行者以及临时性移动的许多人，都是病原体转移的潜在对象。实际上，从危险微生物的角度来看，我们每个人都可能成为最好的运输工具。阻止这一切可能吗？当然不可能。幸好，我们还可以尝试控制。

对传染病的控制是通过监控系统完成的，它是任何良好的公共卫生体系必不可少的组成部分。巴里奥解释说："移民在抵达目标国时很少会出现严重的传染病症状，因为他们所经历的旅行漫长而辛苦，即便有人在出发时已经感染诸如埃博拉这样快速发展的疾病，早在到达目的地之前也应该已经发病了。"结核病等长进程疾病的情况有所不同，人们可能在感染这些疾病很长时间后才会出现症状，结合生活环境不健康、营养不良及其他经济困难的相关情况时，尤其如此。

巴里奥继续谈道："为防止这类疾病的加剧和蔓延，最重要的是给予每一个有需要的人对应的医疗救助。作为通往欧洲的门户之一，意大利在这一方面是非常先进的。国家保障所有人能够获得医疗救助，即便他们没有有效身份证件。任何进入意大利并申请国际保护的人会立即得到医生的探访，随后对其展开有针对性的跟踪：举例来说，对来自结核病高发地区的人，会提供旨在确定是否存在潜伏感染的检测。在感染的潜伏期人们不会出现明显症状，因此一旦检测出感染，就需要进行对症治疗。"

正如我们在来自中国西藏的病例中所看到的那样，一种特别邪恶的病原体进入某个国家的可能性永远是存在的，但它的媒介既可能是一个移民，也可能是一名偶然的旅行者。《柳叶刀》的报告再一次清楚地解释了这一点："关于传染病，一个重大风险是耐药菌的出现及其传播，它可能出现在世界的某个部分，然后又在另一个区域扩散。但是，这种耐药性病原体的扩散不是由于人类迁徙，而是由于国际旅行和动物迁徙引起的。"

由于这类疾病会把经济相对落后的地区当作传播的沃土，因此必须为所有人提供适当的医疗服务，并且对健康状况的监控不应仅限于进入国境者，而应更为广泛。在意大利，国家卫生体系以极其民主的方式构建，可以顾及并跟随每一个人（至少在理论上），代表了一种先进的模式。

乔瓦尼·巴里奥说："总体上我们可以说，假如防止病原体越境是不可能做到的，在欧洲，那些还在威胁着最贫穷国家的传染病仍处在控制之中，这也要归功于监控体系和医疗保障，它们是至关重要的，即便将旅行当作爱好的旅行者成为唯一还在移动的人，也不会改变这一情况。"

当然，为每个人提供医疗服务是有成本的，但应将其与保证每个人有清洁的饮用水一样，视为必需的支出。道理很简单，即使我们不想将维护健康列为不可或缺的人权之一，但在出现卫生紧急状况时也不得不为此付出高昂的代价。

另一种有利于病原体的恐惧，仅仅是不适。当我们生病的时候，只想要痊愈，尽快恢复对自己生活和日常工作的控制。这可能导致我们用药不当，例如在患病毒性疾病时使用抗生素。如前文所述，细菌可以迅速利用这种机会发展出耐药性，使它们能在现有用药方案中存活。

还有对疫苗的恐惧。这看起来自相矛盾，因为这种恐惧令我们放弃对可怕感染的最佳防御，但在某种程度上它却是对疾病之恐惧的另一面：当疫情结束并被人淡忘时，即便这一切都要归功于疫苗所带来的保护，人们还是会怀疑疫苗本身会造成伤害。

　　在前文中我们已经了解到，具备持续的防御能力是多么重要，而如果不是因为疫苗接种的推广遇到了抵抗，像麻疹和小儿麻痹症这类危险的传染病病原体，本已经可以从地球上被清除掉。这些抵抗是以生命为代价的。我们也看到，疫苗毫无疑问是应该接种的。也许我们应该记住，接受疫苗接种也应该被视为一项社会义务。不接种疫苗不仅意味着暴露自身，还会使其他人面临患上致命疾病的风险，尤其是这些疾病影响到身体虚弱者、免疫力低下者、老人或非常年幼的孩子时。

　　认为疫苗很危险的人可能会辩称，他们无论如何都不愿意承担任何个人风险。

　　假如人们生活在零风险的世界中，这还说得通。但事实是，我们日常所面临的危险肯定要比接种疫苗大得多。比如，当我们决定在交通繁忙或天气恶劣时开车旅行，或者驾车时睡眠不足，或者不遵守限速要求和行车中不得使用手机的规定，再或者我们骑车时不戴头盔。

　　最近一项利用先进物理技术展开的研究表明，文身使用的颜料中所含有的微米和纳米颗粒可在体内移动并积聚在淋巴结中。微粒中的一部分可能是有毒的，但对注入人体的这些物质，却没有任何控制和安全标准。它们甚至与疫苗所使用的物质几乎没有可比性。在西方，选择文身的数以千万计的人中，很可能有一部分人因为"谁知道其中含有什么？"而对疫苗持怀疑态度。然而矛盾的是，人们可以准确地知道疫苗的成分和含量，却通常不知道文身所使用颜料的情况。

因此，在拒绝疫苗之前，应该好好地思考一下，是否要因为恐惧而决定将自己和他人暴露在感染的风险之下。这种恐惧通常可以理解，但它既不能与患病的风险相较，更不可能和"生存的风险"相当。

任何人都不是一座孤岛，我们的选择会对他人的生活产生不可避免的影响。因此，为了我们自身的利益，必须保持团结，尤其要将最弱者考虑进来，因为我们自己或者我们所关心的人也可能成为最弱者。

人类与病原体之间永恒的战争，谁能笑到最后？要永远全部击败它们是很难想象的。或许可以期待一种僵持的局面，我们能够把危险的对手困在角落。要达成这种状况，我们必须永不放松警惕，团结起来，不放弃每一个患病者，用好从药物到前沿研究能力这些我们所能使用的武器。否则，它们即便不能拿下整场战争，恐怕还会取得多场战役的胜利。

致谢

作为一名科学记者，总有站在巨人肩膀上的感觉。每一次思考，每一次落笔，都源自研究人员和科学家努力获取的信息。所以，我必须无条件地感谢无数一生致力于观察和研究传染病以及引起传染病的微生物及病毒的人们。多亏了他们，我们才能知道我写下的这一切，也许我之所以能够坐在这里写作，各位能够安然阅读，而没有被某些疾病从地球上抹去，也是他们的功劳。

我要感谢澳大利亚弗林德斯大学古病理学教授弗朗切斯科·玛利亚·加拉西。写作这本书的灵感来源于我为《超级夸克》对他进行的一次采访。最初我们计划共同写作，但很遗憾，弗朗切斯科的工作使这次合作未能如愿展开，但他的评论和指正仍然非常宝贵。

对许许多多回答了我关于疾病和病原体疑问的人们，我要表达衷心的谢意，是他们帮助我解决了许多复杂的问题。尤其要感谢弗朗科·乔瓦内蒂博士和斯特凡诺·普朗多尼博士，他们非常耐心地解释了我有关小儿麻痹症和流感的诸多疑问。感谢马西莫·安德莱欧尼教授、皮埃尔·路易吉·洛帕尔科教授、苏珊娜·艾斯波西托教授、汤姆·冯·德·维勒教授、塞巴斯蒂安·加涅克斯教授、皮耶·乔治·里盖蒂教授、圭多·西尔维斯特里教授、埃玛钮尔·贾尼尼教授，以及保拉·斯特法内利、迪莉娅·格莱蒂、托马斯·罗斯、强弗朗科·巴拉比诺、尼科拉·佩特罗西洛、克劳迪娅·萨拉、安德烈·本杰克、乔瓦尼·巴里奥等医务人员和科研工作者给予我的信息、观点和说明。

每一本书的诞生都需要一位主编，但很少有人能像我一样幸运，遇见一位对这个话题敏感且有兴趣的主编，他就是卡尔米内·多泽利。感谢埃莱娜·慕纳芙和西莫娜·桑塔莱利一直用关注、友善和专业精神支持着我。

我要感谢每一位与我讨论过这个话题的同事，他们往往会给我提供许多有益的想法。特别是克里斯蒂娜·达·罗尔德、塞尔吉奥·皮斯托伊、丽莎·西诺利莱和罗贝塔·维拉。

当然，我最要感谢的是皮耶罗·安吉拉，他在这本书的写作过程中极大地鼓舞了我，更重要的是他倾其所有，告诉我如何讲述科学知识。书中许多故事源自我为《超级夸克》节目工作时所产生的兴趣和好奇，那时我经常有机会讨论传染病的问题。

最后，我要感谢我的家人，他们帮助我了解哪些故事最吸引人，并一直在我身边支持着我。我未曾谈论他们，但幸运的是他们永远都在。